JN113308

身体情報の健康
発達科学

藤井 勝紀 _{編著}

三島 隆章 _著

田中　望

株式会社 杏林書院

［編著］

藤井　勝紀　愛知工業大学大学院経営情報科学研究科教授［1〜2章，3章1.］

［著］

三島　隆章　大阪体育大学体育学部教授［3章2〜3.，4章］

田中　　望　東海学園大学スポーツ健康科学部准教授［5章］

序　文

　2021 年（令和 3 年）は新型コロナウイルス感染症で幕を開けた．感染第 3 波である．2020 年 2 月に中国武漢市で発生した新型コロナウイルス感染症が日本に上陸し，第 1 波として蔓延して，1 年を経た今でも猛威を振るっている．ウイルスとの戦いは人類の歴史でもあり，20 世紀の初頭には，スペイン風邪（Spanish Flu（influenza）：1918 - 1920 年に世界各国できわめて多くの死者を出したインフルエンザによるパンデミックの俗称である）といわれるインフルエンザウイルスによって，世界中で 5 億人が感染したとされ，死者数は 1,700 万人から 5,000 万人との推計が指摘されるなど人類史上最悪の感染症が大流行した．近年では医療・科学技術等の進歩によりインフルエンザウイルスに対するワクチンや治療薬が開発されたために人への被害は封じ込められてきた．しかし，今の新型コロナウイルス感染症に対しては医療・科学技術が発展した現在でも，ワクチンや治療薬ができていないために，直近のデータ（2021 年 1 月現在）では世界の感染者は約 8,800 万人以上，死亡者は 190 万人以上であり，さらに今後増加が推測される．わが国でも，感染者数は 28 万人以上，死亡者は 4,000 人以上で，世界的には少ない方であるが，感染が収まったわけではない．現在の医療・科学技術を駆使してもこの感染は止められないのである．人が築き上げてきた科学技術の進歩による傲慢さへの天罰のような光景である．特に，わが国は 2020 年といえばオリンピック開催年であったが，翌年の 2021 年に延期という憂き目にあった．これが天罰といえず何であろうか．

　新型コロナウイルス感染症によって世界の経済が止まった．しかし，人は四つ足動物でもなければサルでもない．叡知を尽くして新型コロナウイルス感染症に敢然と立ち向かっているのである．2020 年 10 月時点ではワクチンや治療薬も開発されていないが，ウイルスと共存しながら感染を防御している．そして，経済活動を動かすために健康を確保する努力をしているのである．コロナ禍にあって世界中の人が生と死の狭間にある健康が，いかに大切か思い知らされていることであろう．人は病気になって初めて健康の有難さを知る．つまり，相対的な価値観が真逆の事象を強く感じるのである．新型コロナウイルス感染症により重症か

ら死亡までを考えると，感染せずに生き延びたい気持ちが強くなり，より健康で
いたいことを望むのは当然であろう．人のこのような思いが感染予防を強く意識
し，健康を求めるための行動を実行することになる．今のコロナ禍において人は
健康を追い求めているのである．

　スペイン風邪の大流行は最悪であったが，この当時は医療技術が感染症を抑え
込むまでに進歩していなかった．新型コロナウイルス感染症も現代の進歩した医
療技術でも抑え込んではいないが，感染情報の伝達が早く，感染状況の分析は容
易である．これは偏に今日の情報化社会がその背景にある．コンピュータによる
瞬時の情報伝達，その日のうちに，新型コロナウイルスの感染状況が世界中に配
信され，毎日の感染者数が瞬時に報道されている．都市のロックダウン時には仕
事もリモートシステムによって行われてきた．コンピュータ科学による情報化社
会の到来である．このような近年における情報化社会の到来を可能にしたのは，
シャノンが情報（information）を数量的に扱えるように，新たな数学的理論とし
て情報理論を創始したことに端を発している．そして，情報量として意味のある
データが情報として捉えられるようになった．ここに現在のコンピュータ科学が
誕生したのである．

　実は，本書で登場するウェーブレット補間モデルは，コンピュータ社会から誕
生したモデル理論といえる．発育発達研究の理論として，コンピュータなくして
確立できなかったモデル理論である．ウェーブレット補間モデルはヒトの発育曲
線を記述することで，思春期のピークや個々人の発育パターンを科学的に解析す
る有効なツールに成りえたのである．ウェーブレット補間モデルの提唱は，編著
者が1999年に「American Journal of Human Biology」に発刊されてからは世界中
に発信され，その有効性は評価されてきた．今日のコンピュータ社会（情報社会）
が生んだ研究手法理論の確立といえる．ウェーブレット補間モデルの確立によっ
て発育発達現象を客観的もしくは科学的に解析することが可能になった．従来ま
では医療科学の進歩は明瞭であったが，発育発達研究は非常に遅れていた事実が
ある．これは偏に縦断的発育データの解析手法が確立されていなかったことにつ
きる．つまり，ウェーブレット補間モデルの登場で発育発達研究の科学性が保証
されたといえよう．ウェーブレット理論の一連の経緯はコンピュータを背景とし
た情報化社会の到来を意味するものである．

　本書はこのような背景から，ヒトの発育発達と健康との関係に情報理論を背景

に位置付けた．情報理論は数量化（計量化）に基づく理論であり，発育発達学を発展させるには必要な理論である．アルフレッド・ロトカ［Alfred J Lotka（1924）Elements of Mathematical Biology］によってすでに数量化の背景が指摘されており，数量化に基づいて人の発育発達過程の記述に適用される情報理論との関係が提唱されたのである．したがって，本書は身体の発育発達現象を情報理論に基づく数量化の適用によって科学的な知見を導くことであり，導かれた知見から健康科学へのアプローチを試みるものである．

　1章では，身体情報という意味について情報理論の背景から述べ，発育発達現象を数量化された身体情報としての科学的道筋を付け，健康との接点に言及し，本書の主旨である健康発達について論述する．2章では，人の発育発達現象について基本的知識を述べ，Scammon の発育曲線から Fujimmon の発育曲線への提唱までの理論的背景を検証し，情報理論から派生したウェーブレット補間モデルの構築理論とその有効性を解説し，人の身体的発育発達現象を解析するツールとしての有用性を述べる．特に Fujimmon の発育曲線の提唱は本書で初めて一般読者に発信する内容であり，情報化社会ゆえの新たな理論の提唱といえよう．3章では，人の身体的発育発達の具体的な症例として，身体的要素である体格，体脂肪率，体表面積，臓器等の発育プロセスを解析し，機能的要素として神経系，呼吸機系，内分泌系機能および筋力の発達，体力・運動能力の発達を解析する．4章は身体バランスを取り上げた．健康と身体バランスの関係を論じた書籍はそれほど多くないので，本書において健康は生涯を終えるまでまで発達するという視点から，身体バランスの重要性を説く．そして最終章となる5章では，成体を経てやがて死に至る形態と機能の時間的変異として扱われる老化と健康発達について論述する．

　本書の内容のいくつかは，それぞれの著者が独自に構成したものもあり，未発表論文のものもある．したがって，読者にとってわかりずらい内容もあるかもしれないし，肯定できないこともあるかもしれないが，どうか忌憚のないご意見をいただきたい．

　最後に，本書の出版を引き受けていただき，出版の労を取っていただいた杏林書院の皆様に深く感謝する次第です．

　　2021年2月

藤井勝紀

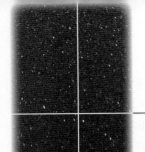

目　次

1章　身体情報と健康発達　　　1

1. 身体情報とは …………………………………………………………………… 1
　1）身体の中の形態情報 ……………………………………………………… 1
　2）身体と情報科学 …………………………………………………………… 2
　3）科学とは …………………………………………………………………… 3
　4）身体情報と科学 …………………………………………………………… 5
2. 発達と健康 …………………………………………………………………… 7
3. 身体情報と健康の接点 ……………………………………………………… 10
4. 健康発達とは ………………………………………………………………… 16

2章　身体発育発達の情報科学　　　21

1. 発育発達の基礎的情報 ……………………………………………………… 22
　1）発育発達とは ……………………………………………………………… 22
　2）発育発達の概念規定 ……………………………………………………… 24
　3）Fujimmon と Scammon の発育曲線 ……………………………………… 26
2. 身体情報科学と発育発達 …………………………………………………… 45
　1）身体情報の計量化 ………………………………………………………… 45
　2）計量化と身体計測 ………………………………………………………… 46
　3）発育発達と身体情報 ……………………………………………………… 53
　4）発育発達学の歴史的意義 ………………………………………………… 58

3. 発育発達情報の科学 ……………………………………… 60
　1）発育発達情報の解析手法 ……………………………… 60
　2）発育発達情報と数学関数 ……………………………… 68
　3）発育発達情報とウェーブレット …………………………… 72

3章　発育発達の応用的実際　　　　　　　　　　95

1. 形態的要素の発育 ………………………………………… 95
　1）骨格筋の発育 …………………………………………… 95
　2）内臓，内分泌の発育 …………………………………… 99
　3）神経系の発育 ………………………………………… 107
　4）体格の発育 …………………………………………… 109
　5）身体組成の加齢変化 ………………………………… 115
2. 機能的要素の発達 ……………………………………… 118
　1）神経機能の発達 ……………………………………… 118
　2）呼吸循環機能の発達 ………………………………… 120
　3）筋力の発達 …………………………………………… 121
　4）内分泌機能の発達 …………………………………… 125
3. 体力・運動能力の発達 ………………………………… 127
　1）敏捷性の発達 ………………………………………… 127
　2）調整力・持久力の発達 ……………………………… 129
　3）走・跳・投能力の発達 ……………………………… 132

4章　健康発達と身体のバランス　　　　　　143

1. 身体とバランス ………………………………………… 143
　1）バランスとアンバランス …………………………… 143
　2）身体の歪み …………………………………………… 143
　3）身体のディメンション論 …………………………… 145
2. 身体バランスと疾病 …………………………………… 150
　1）痩身と肥満 …………………………………………… 150

　　2）痩身と疾病 ……………………………………………………… 150
　　3）肥満と疾病 ……………………………………………………… 152
　3. 身体バランスと運動 …………………………………………… 159
　　1）運動不足とは ………………………………………………… 159
　　2）身体的バランスの体力 ……………………………………… 162
　　3）適度な運動とは ……………………………………………… 165
　4. 健康発達の評価 ………………………………………………… 170
　　1）身体的要素の評価 …………………………………………… 171
　　2）健康指標としての身体活力レベルの評価 ………………… 177

5章　健康発達と老化　　　　　187

　1. 情報としての老化学 …………………………………………… 187
　　1）老化の意味 …………………………………………………… 187
　　2）身体の老化 …………………………………………………… 188
　　3）機能・能力の老化 …………………………………………… 194
　　4）情報化社会と老化 …………………………………………… 201
　2. 老化と疾病 ……………………………………………………… 204
　　1）中年期の疾病 ………………………………………………… 204
　　2）老年期の疾病 ………………………………………………… 205
　3. 老化と健康科学 ………………………………………………… 208
　　1）心肺機能と疾病 ……………………………………………… 209
　　2）柔軟性と疾病 ………………………………………………… 209
　　3）筋力・筋持久力と疾病 ……………………………………… 210
　4. 生涯健康と老化 ………………………………………………… 211
　　1）フレイル ……………………………………………………… 212
　　2）サルコペニア ………………………………………………… 213
　　3）ロコモティブシンドローム ………………………………… 213
　　4）高齢期と身体活動 …………………………………………… 215

索　引 ……………………………………………………………… 219

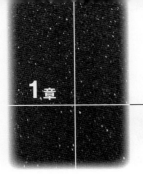

1章

身体情報と健康発達

　身体という言葉を使う場合，形態と混同することがある．もともと形態とは物の形のことであり，外観，外形，格好，形式，形状，形体，姿，様式といった類似語がある．もとはドイツ語のゲシュタルト（形，形態）から派生した概念とされており，形態について研究する学問を特に形態学とされている．歴史的には形態学は生物学における形態学の意味として用いられてきたが，現代ではさまざまな分野で用いられている．もちろん生物学における形態を扱うわけであるが，形態は身体に含まれることになる．したがって，身体情報とは形態的な情報を扱うことになる．人の身体とは機能もあれば臓器や組織もあり，それらの時系列的な変異が考えられる．そこで，本書は人の身体的な時間的変異について，形態的情報を含めながら身体情報として扱うこととする．

┃ 1．身体情報とは

1）身体の中の形態情報

　形態学をさすモルフォロギー（morphologie，morphology）という語は，ゲーテ（Johann Wolfgang von Goethe，1749-1832）によって創始されたといわれている．ゲーテはドイツの詩人であり，劇作家，小説家として知られており，「ファウスト」「若きウェルテルの悩み」は有名である．一方で哲学者，科学者としても活躍した．ゲーテはモルフォロギーという表現を，抽象的で固定化されたかたちを表すドイツ語のゲシュタルトをさけて，どちらかといえば具体的で動的なかたちを表すギリシャ語のモルフェーで自然の生きた形態を記述しようと試みたようである．さらに，ゲーテは形態学とは他の科学では時たま偶然に論じられることを，主な研究対象にし，他の科学では散りじりのまま放置されているものを集めて，1つの新たな立場を確立した．そこからいろいろの自然物が容易にかつ都合よく観察されるようにすることによって，初めて独立した1つの科学として

正当性を認められるであろう，と述べている．そして，形態学の対象について，Propp（1987）は，植物のさまざまな構成部分と構成部分相互間の関係，構成部分と全体との関係にかかわる学問であり，つまりは植物の構造に関する学問なのである，と述べている．このような背景から形態学の確立をみたが，三木（1992）はゲーテの言を借りて，造られながら刻一刻と造りかえられて，ついに今日の姿までに到達したとし，人体形成の歴史に込められた構造の形態のなりたちを解明することが形態学の究極の目標と述べている．

　本書で扱う形態情報では，これまでとはまったく新たな研究分野を展開することになる．形態情報（morphological information）とは，物や形という固定的な概念で使用している形態ではなく，morphology という語が示しているように具体的で動的な意味をもつ形態と，近年急速に発達してきたコンピュータを土台とした情報科学が融合してできた総称と考えることにする．そして，この概念は人の身体の歴史的な成り立ちを狭義の意味で捉えれば，人の一生を通したスパンにおける身体の時間的変異と考えることができないだろうか．すなわち，植物の形態の成り立ちから始まった形態学であるが，それは同時に地球規模の生命の進化の歴史でもある．それはまた人類が二足歩行を獲得してきたプロセスを当てはめることである．そのプロセスを人は生れて1年前後で成し遂げ，生体へと変化を遂げやがて死に至るのである．人体という身体の狭義の成り立ちの歴史が人の一生を映し出し，ここに人体という身体の時系列情報が浮かび上がるのである．もちろん人体という身体そのものも情報と考えることができる．

2）身体と情報科学

　「情報」という語は，もともとフランス語の "renseignement"（案内，情報）の訳語として「敵情を報知する」という意味で用いられたのが最初とされている．しかし，現在使われている情報とは，クロード・シャノン（Claud Elwood Shannon，1916-2001）によれば計測・測定されるべき情報量のことをいい，情報量を有するものが情報であるとする考え方を示している．たとえば，コンピュータ科学で使用されているビット，バイトといった単位で計測できるものとしての情報はこの定義によっている．シャノンは今まで曖昧な概念であった「情報」（information）を数量的に扱えるようにし，情報理論という新たな数学的理論を創始した．さらに，シャノンは情報量を事象の起こる確率によって定義し，連続

して起きる確率事象の情報量の期待値（平均情報量）として，本来物質や熱の拡散の程度を示すパラメータであるエントロピーの概念を導入した．そして，情報量の単位としてビットを初めて使用した．ここに情報量として意味のあるデータが情報として捉えられるようになったのである．したがって，コンピュータ科学における情報とは意味あるデータであり，コンピュータを利用して解析がなされるさまざまなデータは情報として扱われることになる．

　情報とは端的に意味あるデータと考えれば，人の出生から死に至るまでの身体の時間的変異は，時間（t）の関数で表すことができる時系列データであり，情報と捉えることができよう．すなわち，人の発育プロセスを身体の加齢変化と考えれば，身体情報とは身体発育の時系列情報と捉えることができる．よって人の身体各部を計測することにより，計測されたデータは身体情報としてさまざまな角度から処理できる可能性がある．このように，身体情報とは形態学を背景にした形態情報を含め，その学問的本質の解明過程から派生された．もちろん時系列情報だけに限定するものではなく，身体計測から得られた情報も意味あるデータであり，身体情報として考えることができよう．

3）科学とは

　現代のような科学万能の時代において，科学とはと問われても一般的には科学の恩恵を享受しているだけで，その本質を感じながら科学に接している者が何人いるであろう．それは，現代の学問分野はあまりにも細分化され，純粋な自然系の学問分野もあれば，人文系と接する社会学系の学問分野もあり，それぞれの分野によって科学の捉え方も異なってきている．しかし，科学の本質的な意味は普遍であるといえる．そこで従来からの捉え方を参照すれば，「科学とは，一定の対象を独自の目的・方法で体系的に研究する学問．雑然たる知識の集成ではなく，同じ条件を満たすいくつかの例から帰納した普遍妥当的な知識の積み重ねからなる．」といえる．また別の観点からいえば，「科学とは，ある対象を一定の目的，方法のもとに実験，研究し，その結果を体系的に組み立て，一般法則を見つけだし，またその応用を考える学問．」ともいえる．要するに，万物の普遍的法則性を究明することであり，さらに平易にいえば，ある現象に理屈を付ける作業のことである．

　科学によって理屈が付けられなくとも現象は存在し，またアダムとイブから人

類が生まれたと信じて生きていることもある．そもそも science（科学）という言葉は，scientist（科学者）という言葉が 1830 年代に出現する以前にあったようである．philosophy（哲学）と同義語として用いられていたようで，ともに広義の意味で知的探求という意味であった．かつて，ニュートン（Isaac Newton，1642－1727）が自然哲学者（natural philosopher）と呼ばれていたように，科学は哲学の分野に入っていた．それが，19 世紀に入って，自然を対象とした分析研究（実験，観察）の手法を有する学問分野として独立していった．現代科学はこの延長上に築きあげられてきたもので，技術と深く結びつき，ロケット開発による月面着陸を可能にし，さらにコンピュータ導入により，あらゆることが可能になったような錯覚を引き起こしている．正に科学万能の時代である．

　現代の若者は，ところ構わず携帯電話を頻繁に使う．もちろんパソコンも使えて当たり前である．中高年からすれば羨ましい限りであるが，携帯電話で電話せずに写真を撮り，その画像をメールで送る作業を黙々としている若者の姿を偉大な先人達がみたら何というであろうか．科学が結果したものはこのような光景なのであろうか．もちろん地球的規模でみれば，科学が人類に貢献してきたことは疑いのない事実である．しかし一方で，宗教や哲学と対立してきたこともまた事実である．それでは，科学とは人にとって何なのだろうか．人が人生の究極的な目標に向かって生きていくための便利屋なのか．決してこのような発想から科学が独立してきた訳ではないはずである．先に述べた，ニュートンが自然哲学者と呼ばれていたように，「人間とは何か？」という哲学的な命題の解決に対して科学が存在するのである．偉大な経済学の祖と言われるアダム・スミス（Adam Smith，1723－1790）は，「科学は熱狂や迷信の毒に対するすばらしい解毒剤である．」と述べている．また，日本が生んだ雪の研究で偉大な業績をあげた中谷宇吉郎（寺田寅彦の弟子，1900－1962）は，「科学というものは，結局人間精神の財産である．その点を忘れては科学の本質もその機能も共に理解することはできない．」と述べているように，科学は人間としての究極的な目的と深くかかわらなければならない．

　科学や医療の発展によって，世界的に人類の平均寿命は格段と延びた．科学の恩恵によって，人生の意義を長いスパンで考えることができるのである．不治の感染症や疾病の克服によって，計画的に人生を全うすることができる．また，人には夢がある．空を飛びたい，海に長時間潜りたい，他の惑星に行きたい．この

ように，今までできなかったことが可能になってきたのも科学の恩恵である．人の夢は果てしないが，その果てしない夢を追いかけるのもまた人の人生である．科学とは人の生き方に深くかかわりながら，存在していかなければならない．われわれはこのことをよく理解し，決して便利屋でないことを認識すべきである．

　以上のように，科学は自然哲学から独立，発展してきたわけで，哲学とは対極的立場にあるが，そのつながりは深い．しかし，科学が発展してきた背景には，哲学者であるフランシス・ベーコン（Francis Bacon，1561-1626）の帰納法によるところが大きい．帰納法とは，自然観察によってある共通のパターンをみつけそれを一般化し，一般化されたパターンを体系化（モデリング）していくことである．この帰納法によって科学が発展してきたことは事実である．しかし，近年（20世紀）に至って，科学哲学者と呼ばれたカール・ポパー（Karl Raimund Popper，1902-1994）によって，反証可能性が唱えられた．反証可能性とは，仮説の検証がなされた後も，その検証の反証ができなくてはならないという論理である．現象を解明する場合，仮説が必要となるが，その仮説は泥沼に杭を打つようなものである．たとえ仮説が検証されたとしても，泥沼の杭のような仮説だから，絶えず揺れ動くことになる．当然揺れ動く仮説の検証は反証が生まれることになる．現代科学は，この反証から絶えず晒されて，進歩，発展していくと考えられている．ここで新たに現代科学とは何かと問えば，科学とは検証可能性でなく反証可能性である．つまり，科学理論は実験によって反証できなくてはならないのである．科学は反証を受け入れるが，非科学は必ずしも反証を受け入れるわけではない．

4）身体情報と科学

　現代のコンピュータ科学を駆使した地球的規模の研究プロジェクトとして，人遺伝子情報の解読であるゲノム解析が進行している．ゲノムとは生物を生物たらしめている必須の遺伝情報として定義されているが，遺伝子（gene）と染色体（chromosome）の文字を合わせて，"gene"と"ome"がつながってジーノーム（genome）となり，ゲノムとなった造語とされる．1920年にハンブルク大学の植物学者Hans Winklerによって造られたといわれる．

　人のゲノムの全塩基配列は2003年に解析が完了したが，DNA分子の塩基配列が解読されただけでは，ゲノム解析が完了するわけではない．すなわち塩基配列

の機能や役割，発現した RNA やタンパク質の挙動などを幅広く検証していかなければならない．そのためにはコンピュータが不可欠となる．正に，遺伝子情報というミクロではあるが，形態情報とコンピュータ科学との密接な関係がある．

　また，特定の身体情報（生体情報）から犯罪捜査に貢献できる情報もある．たとえば，生体認証と呼ばれる人の身体的特徴や行動的特徴の情報を用いて個人を特定認証する技術がある．生体認証に用いられるこれは生体情報には，指紋，掌形，網膜，虹彩，顔，血管，DNA などがあるが，DNA 鑑定は先に述べたゲノム解析から近年では容易に採用されて犯罪捜査に貢献していることは周知のことであろう．これら生体情報の中で古くから採用されている指紋認証があるが，近年ではコンピュータ科学と結びつき犯罪捜査に非常に貢献している．指紋とは，指先の皮膚にある汗腺の開口部が隆起した線によりできる紋様のことである．人は指ごとに紋様が異なり，終生不変という特徴をもっている．一卵性双生児でも異なるため，DNA 鑑定よりも確度が高いといわれている．網膜，虹彩，血管などの生体情報もコンピュータ科学との結びつきから犯罪捜査以外にも幅広く活用されている．しかし，顔という生体情報は少し性格を異にしている．それは，他の生体情報と異なりコンピュータを駆使しても特定することが難しい．むしろ訓練された人間が特定した方が正確で，Polanyi（2003）のいう言葉にできない知識としての暗黙知の世界があるのである．つまり，未だに科学では立証できない世界があるのである．

　日常生活の中で役に立っている身体情報が科学とつながっていることもある．中高年にとって身長はすでに定まっており，減少することはあっても増大することはないので，それほど興味を示す情報ではない．しかし，健康と密接な関係のある体重，体脂肪量，骨密度，血圧などは気にかかる情報である．体重は古くから計測できたが，身体組成といわれる体脂肪量，体脂肪率，骨量，筋量や骨密度，血圧などは容易に計測できる情報ではないが，ここにも科学との密接な結びつきがある．体脂肪量を厳密に測定するには DXA 法を用いるが，現在，さまざまな施設で使用されている身体組成計は BIA 法による機器である．BIA 法による身体組成計は，DXA 法により得られたデータを基準として，脂肪と筋肉の電気抵抗が異なる性質を利用し，電流の通過時間との回帰分析から体脂肪量や筋量を算出する機器として開発された．現在ではかなり厳密な制度で体脂肪量や筋量，骨量まで測定可能である．骨密度についても同様に，骨質が硬い場合は超音波の伝

搬速度は速く，軟らかい場合は伝搬速度が遅くなる性質を利用して，足首の踵骨に超音波を通して測定する機器が開発されている．このように身体情報と科学との密接な結びつきにより，身体情報科学として現代社会への貢献は大きいものといえよう．

2．発達と健康

　発達という言葉の定義は2章で詳細に論じるが，発達もまた人の一生というスパンからみれば，藤井（2008）が述べている生涯発達の観点から現在の平均寿命が延びることによりその発達現象にも少なからず影響があろう．ここで藤井（2008）は生涯発達の概念を次のように定義している．「人が生まれてから死ぬまでの生涯を通した精神，社会的機能の量的および質的な時間的変異」．ここで問題とすることは，狭義の意味として捉えられる発達と健康の論議である．つまり，成人までの発達は，寿命が延びてもその現象の本質は変わらないが，寿命が延びたことによる調整は必要かもしれない．わが国の平均寿命（厚生労働省，2019）からみれば，男性81.41歳，女性87.45歳（女性は世界1位，男性は世界2位）まで生きるためには成人までの発達の成就をどの程度まで全うすることが必要だろうか．身体的要素は遺伝によって決定され，また知的能力や身体的能力なども遺伝の影響による個人差がある．よって，意図的に発達の成就を制御することはできないし，寿命もまた遺伝による個人差が存在すれば，老化を阻止することも不可能であろう．

　藤井（2006）は，人生を有意義に健康的な生活を送るのであれば，成人までの発達成就を可能なまでに高めておくことが必要と述べている．身体的要素は遺伝の影響が強く支配するが，身体的能力は努力次第で高めることが可能である．形態面においても，栄養，睡眠，休養等を適切にとる必要があり，正常な身体を成就するためには日常生活の努力が欠かせない．このように形態を含めた身体的能力，知的能力を成人までに適切かつ正常に成就する必要があり，できれば可能なまでに高めたいのである．それによって成人以後の発育発達，すなわち老化のプロセスをスムーズにおくることができる．

　図1-1〜図1-4は極端な事例であるが，韓国海軍兵士と韓国国民体力調査から得られた一般男子の腕立て伏せと上体起こしの測定結果について，成人期以

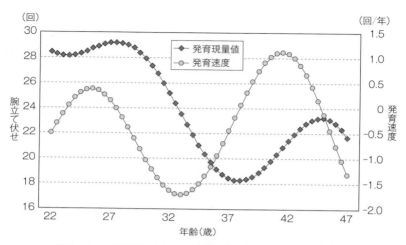

図1-1　一般男子における成人以降の腕立て伏せの加齢変化

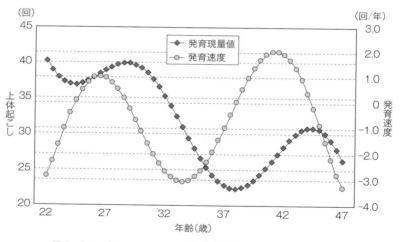

図1-2　一般男子における成人以降の上体起こしの加齢変化

降の加齢変化を示したものである．ただし，両者の測定条件が異なるために，同じ種目ではあるが実施時間が海軍兵士の測定の方が少し長くなっていることに留意されたい．また，韓国国民体力調査は5歳間隔の加齢平均値を示しているため，海軍兵士の腕立て伏せと上体起こしも同じ条件で加齢平均値を算出している．このように設定した条件で，藤井（2006）が提唱したウェーブレット補間法をこれ

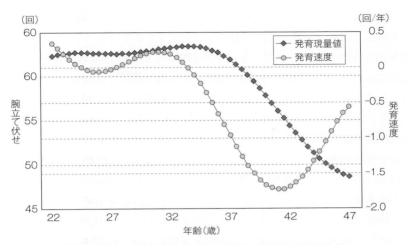

図1-3　海軍兵士における成人以降の腕立て伏せの加齢変化

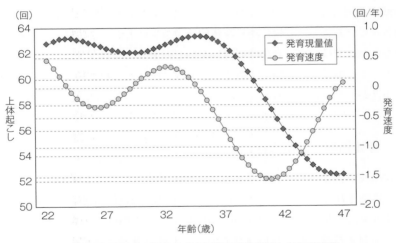

図1-4　海軍兵士における成人以降の上体起こしの加齢変化

ら2つの種目の成人期以降の加齢変化に対して適用した．これらのグラフをみると，一般男子における腕立て伏せ，上体起こしの加齢変化は28歳から顕著な減少傾向を示し，40歳を過ぎてふたたび増大傾向を示している．しかし，海軍兵士の両項目の加齢変化は35歳から漸次減少傾向を示している．つまり，海軍兵士の方が一般男子より腕立て伏せ，上体起こしの減少傾向は遅くから始まり，記

録も当然優れていることが示されている.

　以上のことから，海軍兵士と一般男子で測定条件が異なっていても海軍兵士の測定条件の方が厳しく，海軍兵士の体力が優れていることは容易に理解される. 成人期に高い体力を有していれば，加齢による減少曲線は低体力者より常に上位にあると考えられる. さらに，減少局面に入る時期が遅くなると推測される. 藤井（2006）は成人期に高い体力レベルを有している者は，低い体力レベルの者に比べれば減少傾向が遅くから始まり緩やかであることを指摘している. したがって，海軍兵士の腕立て伏せ，上体起こしの減少局面は 35 歳だが，一般男子の両種目は 28 歳と海軍兵士の方が 7 歳ほど遅くなっている. 明らかに軍事訓練プログラムの効果と考えられ，高い体力レベルを有している海軍兵士の減少傾向は遅くから始まり，緩やかであることが十分理解されよう.

　以上示した体力の加齢変化は一部の現象ではあるが，藤井（2006）が示した知見を肯定している. つまり，身体的能力の成就をより高く保つように努力すれば，その減少曲線もまた高く維持されながら老化のプロセスをたどる. 図 1-1〜4 が物語っていることは，遺伝的に身体的能力の高い者が，ここに示した曲線のようになるわけではない. 身体的能力において標準的に成就された者が，少しの努力によってそのピークを高くすることができ，図に示したような曲線を獲得できる可能性が示されたのである.

3. 身体情報と健康の接点

　身体組成計測から得られる体脂肪量，体脂肪率や骨量などの情報は，すでに基準が構築されているので，その情報自体に意味がある. たとえば，BMI（body mass index）は「体重（kg）／身長（m）^{2}」で算出され，WHO や日本肥満学会（2016）では肥満判定指標として用いられている. BMI は身長と体重から算出される指数であるために，簡便に判定できる利点がある. 表 1-1 に日本肥満学会の肥満度診断基準と肥満度判定の判定用語に対応する WHO のそれと対比させたものを示す.

　片岡（2003）によれば，標準体重を定義するのに BMI を 22 として設定し，その数値を導く体重値を標準体重としている. このように BMI を指標とする背景には指数としての安定性が認められるからである. BMI は Quetelet（1835）が導

表1-1 日本肥満学会による肥満度分類

BMI(kg/m²)	判　定	WHO基準
＜18.5	低体重	Underweight
18.5≦～＜25	普通体重	Normal range
25≦～＜30	肥満（1度）	Pre-obese
30≦～＜35	肥満（2度）	Obese class I
35≦～＜40	肥満（3度）	Obese class II
40≦	肥満（4度）	Obese class III

注1）ただし，肥満（BMI≧25）は，医学的に減量を要する状態とは限らない．なお，
　　　標準体重（理想体重）は最も疾病の少ないBMI 22を基準として，標準体重
　　　(kg)＝身長(m)²×22で計算された値とする．
注2）BMI≧35を高度肥満と定義する．
（日本肥満学会（2016）肥満症診療ガイドライン2016. pxii, ライフサイエンス出版）

いたケトレー指数から生まれてきたもので，幼児期に活用されていたカウプ指数
も同じ指数である．BMIは体脂肪量，体脂肪率との相関が非常に高いことが肥
痩度の基準とされている．石垣ら（2003）は女子のBMIと体脂肪量，体脂肪率
との相関は0.8～0.9程度を示すことを報告している．幼児におけるBMIと体脂
肪量，体脂肪率の相関についても，境田ら（2007）によれば0.8～0.9程度を示し
ていることを述べている．このことからもカウプ指数やBMIが肥痩度の指標と
なることを肯定している．BMIの情報はこのように肥痩度と密接な関係があり
有用な情報として扱われている．

　これまではBMIによる情報の有用性を論じてきたが，体脂肪量や体脂肪率も
現在では家庭でも簡単に測定できる身体組成計が開発され，BMIと同じように
すでに基準が構築されている．近年の身体組成計はBIA法といわれる方法で測
定されており，その原理は弱電流を流すことによりその抵抗値によって脂肪とそ
れ以外の組織の割合を算出するものである．脂肪は電流を通しにくく，筋肉は電
流を通しやすいことから判別ができる仕組みになっている．そこで，BIA法によ
る肥痩度の判定基準を**表1-2**に示す．

　このように，肥痩度の判定にはBIA法による判定とBMIによる基準を合わせ
て活用することが望ましい．つまり，BMIだけでは内臓脂肪型肥満を見逃すか
もしれないし，また，BIA法だけでは身体的なバランスを無視することもあるた
めに，両方法を上手く利用することが必要であろう．体脂肪量や体脂肪率の情報
は，肥痩度を判定する有用な身体情報であり，肥満や痩身を予防するためにも必

表1-2　BIA法による肥痩度の判定(体脂肪率%Fat)

	痩　せ	標　準	軽度肥満	肥　満	超肥満
男性	15未満	15〜19	20〜24	25〜29	30以上
女性	20未満	20〜24	25〜29	30〜34	35以上

要な情報といえよう.

　身体情報として BMI, 体脂肪量, 体脂肪率情報と健康との接点を述べてきたが,これら健康に関する情報はほんの一部にすぎない. 骨密度なども骨の健康指標としては重要な情報である. もちろん形態測定で得られる情報も健康と密接な関係があるが, 身体の時系列情報から導かれる知見にも重要な情報がある. それは成熟度という身体・身体能力の完成の度合い (率), つまり, 完成度の指標を意味する情報である. たとえば, 成人値に対して, ある成長時期における身体の状態は何%の完成度を示すかという指標を成熟度と考えたとすると, 発育が早い, 遅いという状況を適切に捉えることができる. つまり, 成熟とは発育機序の遅速を制御する先天的に内在する属性といえる. そして, その内在する属性は暦年齢という絶対的な指標をも凌駕することになる.

　木村 (1966) は, 発育発達を個体の時間的変異として捉えた. これは発育発達現象が暦年齢に準拠しているので, 暦年齢の軸上を変化していく現象として捉えられている. しかし, その暦年齢軸を早く, または遅くスライドして変化する個体もある. このような時間軸におけるスライドの遅速は, 現時点では把握することが難しい. たとえば, 男女間の性差において, 通常は女子の方が発育発達は早いとされているが, 同じ暦年齢の男女間ではその発育発達の早さがわからない.ただし, 幼児期での言葉の発達や, 小学校期での身長の逆転現象から判断すると,女子の発育発達の早さが把握できる場合もある. 同じ性でも, 女子の初経年齢の早晩,男子の恥毛発現や声変わりの年齢の遅速から発育発達の早さは判断できる.要するに, 発育発達の早さという属性を推し量る事象が特定できれば, その事象の出現を基準に暦年齢から判断して, 発育発達の遅速を把握できる. よって, 成熟度とは, 発育発達現象の暦年齢軸上における遅速を制御する属性であり, この属性を表す事象の出現を特定することによって判断される指標と考えることができよう.

このように成熟度を捉えることができるが，成熟度を把握することがどのように健康にかかわっていくのかが問題となろう．たとえば，思春期早発症という病気がある．通常，思春期徴候は女子で 10 歳頃，男子で 12 歳頃に表れるが，それが 2〜3 年程度早く始まってしまうのが思春期早発症である．特殊な思春期早発症（McCune-Albright 症候群など）を除けば，性ホルモンの異常で生起するが，視床下部や下垂体の腫瘍が原因でゴナドトロピン（性腺刺激ホルモン：卵胞刺激ホルモンと黄体化ホルモン）が過剰に分泌されて生起する場合と，卵巣腫瘍が原因でエストロゲンの分泌が亢進する場合がある．いずれも患者は心理的，社会的に大きなリスクを背負うことになり，治療が必要になる．その場合，基本的には健常児の思春期の概観が把握されていなければ治療ができない．つまり，成熟度の概念が導入されることになる．これによって正常な成熟度に戻し，最終身長の調整を図らなければならない．思春期早発症を発症すると骨端線が早く終了し低身長になることが認められている（日比，1967）．したがって，このような点を考慮しながら治療するためには成熟度の把握が必要不可欠となる．

　そこで，成熟度をどのようにして推し測るか問題となろう．松浦（2005）は個体の成熟度を示す指標として，発育発達に特に重要なものは骨成熟，性成熟，形態的成熟の 3 指標を上げている．Malina と Bouchard（1991）も，成熟度は用いる生物学的なシステムによってばらつきはあるが，用いられる成熟指標は骨成熟，性成熟，身体成熟であると述べている．骨成熟については，成熟度を評価するための最も適切な方法と考えられ，医学的には臨床的な場面で最もよく利用される信頼性の高い指標である．しかし，手に X 腺照射しなければならないので，臨床的な場面では問題ないが，簡便に成熟度を扱う場合，非常に困難が付きまとうことになる．そのようなわけで，骨成熟に関しては，松浦（2005），Malina と Bouchard（1991）や他の専門書を参考にされたい．また性成熟については藤井（2006）を参照して欲しい．よって，ここでは身体的成熟情報について述べる．

　身体的成熟情報について，基本的に有効な指標は，身長の思春期最大発育速度を示す年齢である．この年齢は従来から PHV（peak height velocity）年齢と呼ばれている．また，藤井（2006）はウェーブレット補間法からこの身長の思春期ピーク年齢の特定に成功し，MPV（maximum peak velocity）年齢と名称化した．次章でウェーブレット補間法については詳細に説明する．身長の思春期ピーク年齢は，思春期に最も身長が伸びる年齢で，古くから性性徴との関係が指摘されてい

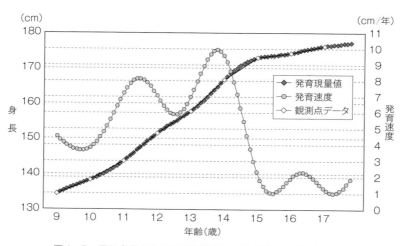

図1-5 男子身長における思春期ピーク年齢(MPV年齢)の特定

た．その事実を確認したのが，Simmons と Greulich（1943）の論文で，初経年齢の早晩をグループ化し，そのグループの PHV 年齢を調べた結果，初経年齢の早いグループは PHV 年齢も早く，遅いグループは PHV 年齢も遅いことが確認された．さらに，Tanner（1962）は，恥毛発現年齢と PHV 年齢との間に非常に高い相関を認めている．初経年齢との関係も高い相関を指摘した．もちろん骨年齢とも密接に関係しており，このような背景によって，身長の思春期ピーク年齢は生物学的パラメータとして古くからその特定方法が考えられてきた．

　身長の思春期ピーク年齢が身体的成熟度の指標として位置づけられるのは，最も簡便に成熟度が評価できるからである．身長の最大発育速度は思春期に限られ，さらに PHV として年間発育量から求める場合，1年間の幅をもつ大雑把な年齢となる欠点もある．そこでこのような欠点を克服する意味から，藤井（2006）はウェーブレット補間法を開発したのである．それによって成熟度の指標が提起されることになる．

　図1-5，図1-6は男女身長の個々の発育現量値に対してウェーブレット補間法を適用して記述したグラフである．男子は14.0歳，女子は10.0歳で思春期のピークが示されている．しかし，これだけの情報では MPV 年齢が早いのか遅いのか判断できない．そこで，藤井（2006）は男子297名，女子170名の身長の縦断的発育資料を基に，その発育現量値に対してウェーブレット補間法を適用し

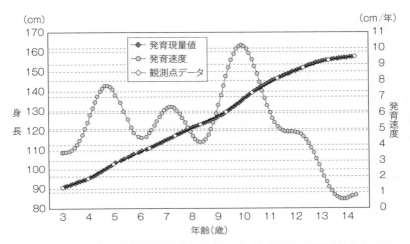

図1-6　女子身長における思春期ピーク年齢（MPV年齢）の特定

表1-3　MPV年齢による成熟度評価

	男　子	女　子
早　熟	MPV年齢＜11.3	MPV年齢＜ 9.4
やや早熟	11.3≦MPV年齢＜12.4	9.4≦MPV年齢＜10.4
普　通	12.4≦MPV年齢＜13.5	10.4≦MPV年齢＜11.4
やや晩熟	13.5≦MPV年齢≦14.6	11.4≦MPV年齢≦12.5
晩　熟	14.6＜MPV年齢	12.5＜MPV年齢

た．その結果，発育速度曲線から個々のMPV年齢を特定し，男女における身長のMPV年齢の統計値について，男子のMPV年齢では12.92（SD＝1.09）歳，女子では10.94（1.04）歳であることを示した．そして，この知見に基づき，男女別の平均値，標準偏差を用いた5段階MPV年齢の評価尺度を構成し，成熟度を**表1-3**のように5段階で評価することにした．この成熟度評価は，生年月日が考慮されている資料から導かれているため，厳密な指標と考えられる．この基準から図1-5，図1-6に示した個々のMPV年齢を評価すると，男子はやや晩熟となり，女子はやや早熟と判定される．このように成熟度の情報は形態情報として健康と密接な関係がある．

4. 健康発達とは

　昨今，大学改革によって学部の名称も様変わりしてきている．学生確保のために今風の学部，学科名称を付けたり，特に，医学，健康科学系の講座において健康発達と名称化されている講座が目につく．しかし，健康発達の意味がよくわからない．なぜ，健康発達なのか意味不明といえる．そこで本書で取りあげる健康発達について触れておくことにする．

　まず健康について考えてみる必要があろう．「健康」についてはよく WHO の定義を引用して説明されることがある．ここで読者の理解のために，1947 年に採択された WHO 憲章の前文に示されている「健康」の定義の原文を紹介しておく．

"Health is a state of complete physical, mental and social well-being and not merely the absence of disease or infirmity."

この原文は，2005 年，第 52 回世界保健総会において，健康の定義の改正案が提出されたが，承認はされず今でも明確に生きている．「健康とは，病気でないとか，弱っていないということではなく，肉体的にも，精神的にも，そして社会的にも，すべてが満たされた状態にある」という漠然とした意味であるが，この中で，「社会的」という解釈については，Brockington（1999）によれば，「環境に対して調和した適応力（a harmonious adjustment to the environment）をもつことだとしているように，科学文明の発達した現代社会において，心身の調和だけでなく，文明社会への適応力も健康には欠かせない要素となっている．この解釈は画期的といえるが，ある意味では，抽象的な理想像であり現実的な概念になりきれていないという問題も指摘される．さらに野尻（2003）が，幸福と健康とは，絶対的な永続性のある価値をもちえず，深追いしても得られないといっているように，WHO の健康の定義に批判的である．WHO の健康の定義をこれ以上論議する気はないが，健康はわれわれ人間にとって絶対に獲得しなければならないものであり，そのためには健康は身近に理解できる概念であってほしいのである．

　そこで，いくつかの健康観について紹介したい．小泉（1986）は，主観的に捉える「健康」と客観的に捉える「健康」があると指摘し，「状態としての健康」「価値としての健康」「自己実現としての健康」の 3 つの側面を提示した．つまり，健康状態は環境の影響を受けて変化するものであり，健康の価値を獲得するため

には人間が大きな努力を払うものであり，病気や障害をもちながらも自分らしく生きようとする人のもつ健康観のことであると説明している．その他，瀧沢（1998），園田（1996），生田（1996）の健康観があるが，それぞれの立場からの健康観を論じている．

　これら健康観をまとめると，自己という身体的要素と精神的要素が存在し，それら要素にかかわりながら環境的要素が存在する．環境的要素は自然環境と社会的環境がある．これら3要素が相互的に調和することを，自己実現を目指しながら獲得していくことではないだろうか．つまり，心身ともに主観的，客観的にも潜在的疾病がないことはもちろん，身体面については，外部環境（自然環境，社会的環境）に対する homeostasis（恒常性の維持機構）が正常に作用することが必要である．そして，精神面では，特に現代の情報社会文明に対する適応機制（防衛機制能力）といわれる心理作用が正常に機能する必要があろう．これら外部環境に対する心身の適応能力に支障があれば，不健康といわざるを得ないであろう．

　しかしながら，心身の相互的な調和だけが健康とはいえない．当然のように，この調和は絶えず変化しているからである．人はそれぞれ人生の究極的目標に向かって進んでいく．健康はその必要条件であり，人生の究極的目標にとって欠くことのできない条件となる．つまり，絶えず変化する心身の相互的な調和は，人が追い求めなければ得られない要素であれば，健康もまた人生の目標と同じように，追い求める必要があろう．このように，人にとって健康の本質とは，人生の究極的目標と健康との相互的な意識を絶えずもち続け，積極的な日常生活を送るプロセスそのものに見いだすことができるのではないだろうか．

　もし健康をこのように考えれば，健康は絶えず変化していくものであり，そして人とともに歩むわけである．発達を人の一生の時間的変異と捉えれば，健康発達とは，人とともに歩む健康の時間的変異として捉えられないであろうか．ところで，人は健康を害していつ死ぬかわからないが，ある意味では死の直前まで人格を顕在化させることが可能である．それを支えているのが大脳辺縁系といわれる海馬，側坐核，扁桃核である．これらの組織が今後のわれわれの健康に大きくかかわってきたのである．出生後に脳の神経細胞は分裂しないとされていた定説が崩されてきたことにある．最近の大脳生理学では，神経細胞の再生分裂をすることがラットの実験でわかってきた．さらに人では知性を司る大脳皮質にも神経細胞の分裂が認められた．つまり，高齢になっても運動や学習刺激の環境に恵ま

れている者ほど海馬での神経幹細胞の分裂が促進されるのである．このことは藤井（2008）が述べているように，人は死ぬまで人格を形成する精神面を十分に発達させる可能性を示唆しており，死の直前まで寝込むことなく，心身を鍛えることによって健康的な生活が望めるのである．

　したがって，健康は変化するものであり，その変化は人の意志によって左右され，その人の意志が人生の究極的目標に向かって，死の直前まで心身ともに顕在化されることが重要である．そのためには健康の変化は絶えず向上しなければならないのである．つまり，健康は死ぬまで発達しなければならないのである．このような論議から，健康発達は人とともに歩む健康が死の直前までその時間的変異の中で絶えず変化しながら，健康を成就しようとする現象といえる．本書はこのような健康発達の概念のもとに項を進めることにする．

文　献

Brockington IF 著，岡野禎治監訳，長谷川雅美，杉本陽子，寺田香里ほか訳（1999）母性とメンタルヘルス．日本評論社．

藤井勝紀（2006）発育・発達への科学的アプローチ–発育・発達と健康の身体情報科学–．三恵社．

藤井勝紀編著（2008）生涯発達の健康科学–生涯にわたる健康への科学的探究–．杏林書院．

日比逸郎（1967）小児肥満症とその臨床．金原出版．

生田清美子（1996）健康観に関する一考察．日本公衆衛生雑誌，43：1005–1008．

石垣　享，久保和之，中山　健ほか（2003）芸術系大学新入生の身体的および体力的特徴．東海保健体育科学，25：39–48．

片岡邦三（2003）肥満の判定と肥満症の診断基準について．肥満研究，9：23．

木村邦彦（1966）ヒトの発育．メジカルフレンド社．

小泉　明（1986）健康概念に係わる理論的研究．昭和60年度科学研究費補助金総合研究（A）研究成果報告書．

厚生労働省（2019）令和元年簡易生命表の概況．

Malina RM, Bouchard C（1991）Growth, Maturation, and Physical Activity. Human Kinetics.

松浦義行（2005）身体的発育発達論序説．不昧堂書店．

三木成夫（1992）生命形態学序説–根原形象とメタモルフォーゼ–．うぶすな書院．

日本肥満学会（2016）肥満症診療ガイドライン2016．ライフサイエンス出版，p xii．

日本体育学会監修（2006b）最新スポーツ科学事典．平凡社．

野尻雅美（2003）生態的健康観–21世紀の健康観–．日本公衆衛生雑誌，30：79–82．

Polanyi M 著，高橋勇夫訳（2003）暗黙知の次元．筑摩書房．

Propp V 著，北岡誠司，福田美智代訳（1987）昔話の形態学．白馬書房．

境田雅昭，藤井勝紀，穐丸武臣ほか（2007）幼児の身体組成および骨密度（SOS 値）の加齢変化と身体組成間の関係．発育発達研究．35：1-9.

Simmons K, Greulich WW（1943）Menarcheal age and the height, weight and skeletal age of girls age 7 to 17 years. Pediatr, 22: 518-548.

Quetelet A（1835）Sur l' home et l' developpement de ses facultes. Essai sur Physique Sociale, Vol.2, Bachelier.（平　貞蔵，山村　喬訳（1939）人間に就いて，上・下．岩波文庫，岩波書店）

園田恭一（1996）健康の理論と保健社会学．東京大学出版会．

瀧澤利行（1998）健康文化論．大修館書店．

Tanner JM（1962）Growth at Adolescent. Blackwell Scientific Publication.

Tanner JM（1978）Foetus into Man. Open Books, London, and Harvard University Press.

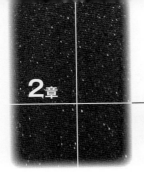

2章

身体発育発達の情報科学

　現代の情報科学は，シャノン（クロード・シャノン，Claud Elwood Shannon，1916-2001）によって形成されたといっても過言ではない．しかし，身体の発育発達現象を情報とみなしてその現象の解明を試みようとする研究は，以外にも古くから取り組まれてきたようである．実は，Quetelet（1835）は発育発達研究において大きな誤ちを犯しているが，発育発達学における科学的基盤の模索と情報との接点には大きな貢献を果したのではないだろうか．発育発達研究における統計手法の確立はもちろん，発育曲線に数学関数を fitting させる試みは，正に普遍的法則性を求めようとする試みであり，情報科学との接点を示唆するものといえよう．

　数学関数を人の発育曲線に fitting させる取り組みは，Jenss と Bayley（1937）と Count（1943）が試みているが，問題は，なぜ人の発育曲線に対し数学関数を適用するのかということである．ここに至る過程については，正に生物学と数学を結ぶ接点が浮上し，情報科学との関係が論じられることになる．実は，この議論の基礎的な核を成したのが，人口増加理論について幾何級数的に増加を示すとした Malthus（マルサス）の法則である．彼の法則を数学的に説明すれば次のような微分方程式が導かれる．

　N＝N（t）（N＝ある国の総人口，t＝ある時点における時刻）とするとき，（2-1）式が成り立つ．

$$\frac{dN}{dt} = n \cdots\cdots\cdots\cdots\cdots\cdots\cdots\cdots\cdots\cdots\cdots\cdots\cdots\cdots\cdots (2\text{-}1)$$

　（2-1）式を解くと，最終的に（2-2）式が導かれる．

$$N = N_0 e^t \cdots\cdots\cdots\cdots\cdots\cdots\cdots\cdots\cdots\cdots\cdots\cdots\cdots\cdots (2\text{-}2)$$

　以上の式から理解されるように，指数的増加を示すことになる．この数学的アイデアを一般的に Malthus の法則と呼んでいる．

　この法則は，その後改良を加えられて，logistic 方程式として人口予見の数学関数として活用されてきたが，人口の予見方程式としてはその価値を減じていった．しかし，生物の増殖モデルとしては，これ以後多くの研究者によってその有効性が確かめられてきた．そして，このような生物学と数学を結ぶ歴史的経緯から，人の発育曲線に logistic 関数を当てはめる理論的根拠が構築されたと考えられる．

　ここで，生物学と数学を結ぶ接点の仮定を明確にしておく必要があろう．それはアルフレッド・ロトカ（Lotka，1924）の言を借りれば，『数学と生物学を結ぶ仮定として，人口または個体数は本来不連続な整数値であるが，それが連続な値をとるものと考えること，これを数学的記述のための慣習（convention of continuity）といい，同時に時間も連続的に流れるので時間 t の関数として連続的なものと考えることにする．』このような説明になる．つまり，記述するべき現象が数学的に連続であると仮定することにある．このような仮定の基に，数学関数が生物（特に微生物）の増殖過程，さらには人の発育過程（特に身長）の記述に適用される背景が明白になった．

　しかし，本項の冒頭でも述べたように，人の発育曲線に数学関数を当てはめる理由を明確にした報告はないが，複雑な現象を関数に投射することによって，単純なパラメータを導くことであろう．身体の発育発達現象に対して数学関数を当てはめる数学的慣習として，不連続な個体数を連続と仮定することは，基本的には個体数を情報と考えれば発育発達と情報科学の接点がここに誕生するわけである．本章ではこの観点から身体の発育発達現象について筆を進めることにする．

1. 発育発達の基礎的情報

1）発育発達とは

　発育発達とは，端的にいえば人間としての生体が時を経るごとにその変化を示す現象であり，その現象を解明することが発育発達研究の究極的な目的と考えられる．しかし，研究分野によっては発育発達の捉え方は異なる．発育発達の概念規定については次項で述べることとして，発育の意味はもともと英語で「growth」，発達は「development」の訳からきている．「growth」の訳は，「大きさに関して成熟の状態に達するまでの増大の過程」となり，「development」の訳

は，「成熟の方向に，増加，分化および進歩の可能性の実現過程」と理解されている．この訳はあくまでも英語の訳であり，本質的な意味ではない．それでは日本語としての意味は，広辞苑によると，「発育とは，そだつこと，生まれそだつこと，発生成育すること」と書かれてある．また「発達とは，発育して完全な形態に近づくこと，進歩してよりすぐれた段階に向かうこと，個体が時間経過に伴ってその身体的，精神的機能を変えていく過程」と書かれてあり，特に，成長と学習の2要因を含むとしている．言葉の置き換えもあるが，これらの意味を総合すると，発育は生体の生まれてから成人に達するまでの大きさや量の増大過程と考えられ，発達は生まれてからの生体の機能的な増大過程といえる．

　このように，発育発達の意味を考えてきたが，実は同じような意味の言葉は他にもある．たとえば，growth のもう1つの意味は「成長」と訳されている．「成育」「生長」「成熟」（maturation），さらには「老化」（aging）などの言葉もよく使われる．わが国で，発育発達という言葉が使われ始めたのは，やはり1960年代の健康科学が成立してきた背景にある．高石ら（1981）は，身体発達の視座から，人の発育発達という生理的現象の正しい把握，その状態の正確な評価を提唱した．そして，身体が年齢に応じた適切な発達を成就しているかという健康教育場面への展開を強調した．ここで高石があえて発達を使用したのは，先に発刊された著書（猪飼と高石，1967）の影響がある．つまり身体の年齢的変化を論じる場合，形態面を扱うだけでなく機能面も扱うことになるために，身体の総合的な発達に視点を当てている．しかし，この観点には形態的な年齢的変化は「発育」，機能面には「発達」を使用する基盤ができている．

　木村（1966）は，人の一生というスパンを発育とみなし，発育発達，老化を含めて広義の意味から発育を捉えている．この捉え方には，Tanner（1962・1978）が提唱した「Auxology」の影響があろう．「Auxology」という言葉の訳は「成長学」とされているが，実は造語である．"Aux"，"o"，"logy" と分解され，"Aux" はギリシャ語で "auxanein" の意味で，つまり，英語で "increase" の意味である．それに "logy" という「研究」「学問」という言葉が付けられて「成長学」と解されている．わが国でも，2005年に Auxology 研究会から日本成長学会（The Japanese Association for Human Auxology）が発足し，その発足に当たって，「Auxology（成長学）は，解剖学，人類学，教育学，動物学，小児科学などいろいろな分野に関係した学際的領域である．」と説明しているように，学際的領域における成長学

としての意味をもつ．すなわち，発育発達をも含んでいることになる．

2）発育発達の概念規定

　さて，前項で発育発達についてさまざまな観点から述べてきたが，実は，「発育」「発達」という両概念は研究者によって異なり，統一されているとはいえない．英訳である「growth」と「development」の和訳が研究分野で異なることにある．しかし，この両語の意味は増加，増大を示す言葉であることには間違いなく，どのように概念規定するかということが問題となる．つまり発育発達の定義を示しておくことが必要であろう．そこで，言葉の整理をすると，Auxology という言葉をあえて「成長学」と解するならば，人の一生の時間的な変化を「成長」と捉えられないだろうか．つまり，「成長」に発育発達，老化が含まれることになる．生まれてから成人に達するまでの時間的変化に発育発達を使用する．そして，成人を経て死に至るまでの時間的変化に対して老化を使用する．したがって，発育発達は狭義の意味として使い分けることができよう．特に，発育は形態に対して，発達は能力，機能に対して使い分けることもできる．このように発育発達を捉えることができるのではないだろうか．

　藤井（2006）は，木村（1966）の言を借りて人の一生を次のような表現で定義した．「受精卵からその生物個体の比較的安定した，生物学的な基礎体力の充実した状態，すなわち成体（adult）を経て，やがて死に至る，その形態と機能の質的および量的な時間的変異」と考えた．そして，本来からいえば発生（development）という述語がこれに相当するが，特に，前半の過程を「受精卵から成体への形態と機能の質的および量的な時間的変異」を発育（development）と規定した．しかし，ここであえて development を使っているのは，すでにアリストテレス（Aristotle，384-322 B.C.）の時代に発生学が存在し，それが近代科学の分野として出現したヴォルフ（Caspar F. Wolff，1733-1794）の発生学説（Theoria generationis，1757）に起因している．現に，Gesell（1928）は，人間行動の年齢的変化を科学的に観察し，そこに普遍的法則性を見いだそうとし，人間行動の年齢的変化に対して development（発達）の概念を使った．ここで，成熟（maturation）を発達の要因として提唱はしたが，発育，成長という概念は明確にはしなかった．このように，development は発生，発育，発達という意味で使用されている．しかしながら，このような解釈は発生学に由来しており，その

後の発育発達研究の進歩とともに両言葉の整理もなされてきた.

　歴史的にみてみると，Hellman（1927）は，発育（growth）は大きさの増大とし，発達（development）を発育の意味も含め，人間のあらゆる属性のより複雑な，より分化した状態へと向上していく過程と定義している．Davenport（1926・1939）は，発育（growth）は大きさの増大を意味し，この発育が分化と統合して発達（development）が成就されるとしている．これら2者の概念規定によると，発育は形や大きさの増大であり，身体面でいえば細胞や筋の増加による形態の増大を意味し，発達は身体的な諸機能（体力や運動機能）の分化と増大を意味する．さらに，Tanner（1962）ははっきりと，形態上の諸属性の増大的変化に発育（growth）を用い，内臓機能や運動機能の増大，拡大変化に対して発達（development）を用いている．わが国でも水野（1980）によれば，発育を形態的変化，つまり量的変化，その変化に個人の意志が直接関与しないものとして捉え，発達を個人の意志がその機能の発揮に直接関与するような場合に用い，身体への働きかけによる身体機能の変化として捉えている．このような考え方は，高石ら（1981），松浦（2005）も同様の立場をとっており，発育は形態的増加を意味し，発達は機能的増加を意味すると明確に区別し，身体に関して使用する場合は並列に用いることを述べている．

　しかし，ここで問題となるのが成熟（maturation）の概念である．成熟は性的な諸属性に対してその時間的変異を意味すると考えられるが，確かに男子の陰茎や女子の乳房に対して，発育，成長と言葉を当てることは間違いではないが，より適切な言葉として陰茎の成熟，乳房の成熟といった方が妥当と考えられるであろう．しかし一方で，形態，機能の完成度を示す基準として使用される場合がある．つまり，発育発達の速度を意味する概念として用いられる．

　発育発達の概念規定は以上述べられたように定義することができるが，本書での概念規定を考えれば，身体発育発達学と情報科学の接点からより学際的なニュアンスを引き出そうとすれば，成長より発育発達を用いた方が妥当と考えられる．よって，発育は出生から成人までの形態上（身長，体重，座高，下肢長，頭囲，内臓諸器官等）の諸属性の量的増大に用い，発達を機能面（運動能力，筋力，持久力等の身体的能力等）の諸属性の質的および量的増大を用いることにする．そして，特に身体面について表現する場合は発育発達を並列にして用いることが適切であろう．

3）Fujimmon と Scammon の発育曲線

（1）Scammon の発育曲線とは

Scammon（1930）は，人の身体諸属性は大きく4つのパターンに分類される発育曲線を提唱した．その後，約90年が経過した今日においても Scammon の発育曲線として広くさまざまな分野で活用されている（Tanner，1962・1978；川村，1982・1990；保志，1988；松尾，1988；Malina と Bouchard，1991；浅井，2001；高石，2003；小林，2003；松浦，2005；彼末と能勢，2011）．神経型，リンパ型，生殖型，そしてそれら3つのパターンに属さないパターンを一般型として類別した．図2−1 に示したように，視覚に訴える限り，非常に明瞭に判別できる．以下に4つの発育パターンについて述べる．

神経型の発育パターンは，出生直後から急激に発育し，4〜5歳までには成人の80%程度（6歳で90%）にも達する．頭の大きさを示す頭囲等も小学校ですでに大きく変化するために，帽子のサイズが頻繁に変わることは周知のことである．生殖型の発育パターンは男児の陰茎，睾丸，女児の卵巣，乳房，子宮などの発育がある．男女で異なるが，男子の場合，10〜12歳頃まではわずかに成長するだけだが，14歳あたりから急激に発育する．女子の場合は男子より2年程度早くなる．特に，中学，高校に入るとより鮮明に現れる．

リンパ型の発育パターンは，免疫力を向上させる扁桃，リンパ節などのリンパ組織の発育で，生後から12〜13歳にかけて急激に発育し，成人のレベルを超えるが，思春期を過ぎてから成人値に戻る．最後に一般型の発育パターンであるが，以上述べた3パターンに分類されない形質を総合して一般型にしたわけである．よって，身長，体重や心臓，肝臓，肺，腎臓等の胸腹部臓器の発育を示す．乳幼児期までは神経型と同じように急激に発育し，その後定常状態になり，再び思春期といわれる12〜13歳頃から急増するS字状のシグモイド曲線を示す．

（2）Scammon の発育曲線の検証

本項の冒頭でも述べたように，90年が経過した現在でも広く活用されているScammon の発育曲線であるが，4つのパターンの発育曲線に人の諸属性のすべてが分類されるのであろうか．実は，現在まで Scammon の発育曲線は科学的な検証はなされていないのである．仮に，身体諸属性である各臓器の加齢変化現量値をプロットしてグラフ化しても，描かれた曲線を客観的に区別できる手法がない．つまり，発育曲線の類似性や相違性を客観的に評価する手法が確立されてこ

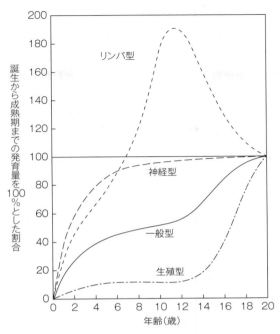

図2-1 Scammon の発育曲線

20歳（成熟時）の発育を100として，各年齢の数値は100分の比で示してある.
一 般 型：頭部，頸部を除いたからだ全体の大きさ，呼吸器，消化器，腎臓，大動脈，筋肉，骨格.
神 経 型：脳，脊髄，視覚系，中枢神経系，末梢神経系，これらに関係する頭部の形質.
生 殖 型：生殖系の諸器官，2次性徴といわれる形質. 睾丸，卵巣，子宮，前立腺等.
リンパ型：胸腺，リンパ節，リンパ様組織の形質.
(Scammon RE (1930) The measurement of the body in childhood. In: Harris JA,
  Jackson CM, Paterson DG, Scammon RE (Eds.) , The Measurement of Man.
  University of Minnesota Press)

なかったのである. もちろん曲線を検証する手法の確立もあるが，Scammon の
発育曲線は発育現象を説明するのに都合がよかった点がある. しかし，個人差の
問題や，リンパ型の形状の問題など，実際の現象とは異なっているのも事実であ
る.

　そこで，藤井（2013・2015）は，1つの試みとして，Scammon の発育曲線によっ
て分類された4つのパターンに属する各臓器の加齢変化現量値に対してウェーブ
レット補間法（藤井（2006）によって提唱された数学関数で発育曲線を記述する
方法である）を適用し，各臓器の発育速度曲線を導くことによって4つの発育パ

ターンを客観的に検証した．発育現量値曲線からの判断だけでは視覚に頼る方法しかなく客観的な評価は難しいが，発育速度曲線の挙動を判断し，思春期ピークを把握することにより，4つの発育パターンの違いを区別することはできた．しかしながら，曲線の相違や類似性は思春期ピークの存在の有無だけから判断できるわけではない．曲線の相違性や類似性を計量的に判断できなければ科学的には検証が不可能である．そこで，本書では初めての試みとして，曲線の類似度を調べるために2つの曲線間において片方の曲線を折りたたむことにより，その変化を解析する相互相関関数（cross correlation function）を適用して曲線の類似性と相違性を検証することにした．

①相互相関関数

相互相関関数（cross correlation function）とは，2つの波形の類似性を表すために用いられる関数で，以下に示した関数の片方をたたむことによって求めることができる．さらに，類似している部分があれば，どの程度の時間差があるのかを調べることもできる（松浦ら，2006；山田ら，2006）．ここでは，双生児の体格，Scammon の発育曲線として分類される各種臓器および運動能力の発育現量値に対してウェーブレット補間法を適用し，微分して導かれた発育速度曲線の数値に対して相互相関関数を適用することになる．算出された2つの発育速度曲線の数値をそれぞれ $x'(t)$，$y'(t)$ とすると，平均値を差し引いた変動 $x(t)$，$y(t)$ は，$x(t) = x'(t) - \mu$，$y(t) = y'(t) - \mu$ となる．この変動 $x(t)$，$y(t)$ を用い，τ を一方のデータに与える時間のラグ，n をデータ数とすると，相互共分散は次のように定義される．

$$C_{xy}(\tau) = \overline{x(t)y(t+\tau)} = \lim_{T\to\infty} \frac{1}{T} \int_{-T/2}^{T/2} x(t)y(t+\tau)\,dt \cdots\cdots (2-3)$$

この相互共分散 $C_{xy}(\tau)$ を2つの速度曲線の数値 $x'(t)$，$y'(t)$ の標準偏差で正規化したものが相互相関であり，次のように与えられる．

$$R_{xy}(\tau) = \frac{R_{xy}(\tau)}{C_x(0)C_y(0)N-j} = \frac{\overline{x(t)y(t+\tau)}}{\sqrt{\overline{x^2}}\,\sqrt{\overline{y^2}}} \cdots\cdots (2-4)$$

このようにして算出する相互相関関数 $R_{xy}(\tau)$ を用いて，解析を行った．

②ウェーブレット補間法

相互相関関数を適用するためには，発育曲線が関数化できなければならな

い．そのためには藤井（2006）が提唱したウェーブレット補間法によって発育曲線を近似することが必要となる．ウェーブレット補間法（wavelet interpolation method：WIM）とは，与えられた発育データから真の発育曲線を近似的に記述するために，データとデータをウェーブレット関数によって補間し，発育現量値曲線を描き，描かれた発育現量値曲線を微分して得られた発育速度曲線を導き，思春期ピークや初経年齢時の発育現量値を調べる方法である．ウェーブレット補間法の有効性については，局所的事象を敏感に読み取り，近似の精度がきわめて高いことである．その理論的背景の詳細や有効性の根拠については，著者らによる先行研究（藤井ら，1994；藤井と山本，1995；藤井と川浪，1995；藤井と松浦，1996；Fujii と Kawanami，1998；Fujii と Matsuura，1999）ですでに述べてあるので参照されたい．このようなウェーブレット補間法によって数値化された曲線に対して相互相関関数を適用するのである．

　③類似性の検証

　ここで2つの曲線の類似性と相違性を判断する場合，相互相関係数がどの程度であれば類似性が認められるのか，また相違性はどの程度から認められるものか，具体的な例を示す必要があろう．そこでまず，双生児における一卵性と二卵性の類似度のどちらが高いかを検証する．一卵性双生児一対，二卵性双生児一対における身長，体重，座高，下肢長の6歳（小学1年）から17歳（高校3年）までの縦断的発育データに対してウェーブレット補間法を適用した．図2-2〜図2-5は，一卵性双生児と二卵性双生児における身長，体重の縦断的データに対してウェーブレット補間法で記述したグラフである．

　まず，一卵性双生児の身長発育について図2-2を視覚から判断すると，発育現量値曲線を比べても明確にはわからないので発育速度曲線を比較すると，発育速度曲線の概観は両グラフとも非常に類似している．最大加齢変化速度（maximum peak velocity：MPV）および mid-growth spurt（藤井，2002）の出現がよく類似していることがわかる．そこで，これら生物学的なパラメータを特定してみると，一卵性双生児 a の身長発育では，MPV 年齢は 12.45 歳，MPVは 13.53/年，mid-growth spurt における局所的ピーク速度（local peak velocity：LPV）年齢は 7.55 歳，LPV は 7.75 cm/年であった．一卵性双生児 b の身長発育では，MPV 年齢は 12.35 歳，MPV は 13.38/年，mid-growth spurt における LPV 年齢は 7.75 歳，LPV は 9.65 cm/年であった．このような数値から判断すると，

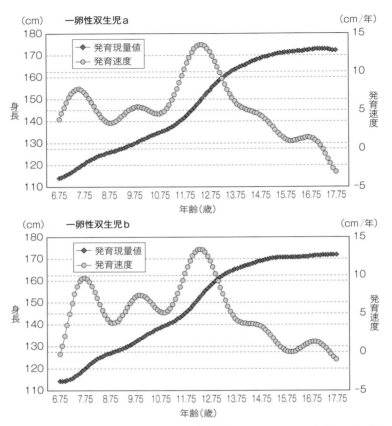

図2-2　ウェーブレット補間法によって記述した一卵性双生児の身長の発育現量
　　　値曲線および発育速度曲線

MPV に関しては両者ほとんど変わらず，mid-growth spurt の LPV において一卵
性双生児 b の身長発育の方が約 2 cm/年程度大きいことが示されただけであっ
た．つまり，これら両グラフの意味は重要で，一卵性双生児は身長の発育プロセ
スまで類似していることになる．

　しかしながら，両者の類似性について MPV や LPV を比較するだけでは客観的
な評価にはならない．それは MPV や LPV の数値を比較しても，どこまで類似
していれば類似の程度が高いか低いかを判断できない．そこで，相互相関関数を
適用するのである．今，ウェーブレット補間法によって記述された一卵性双生児，

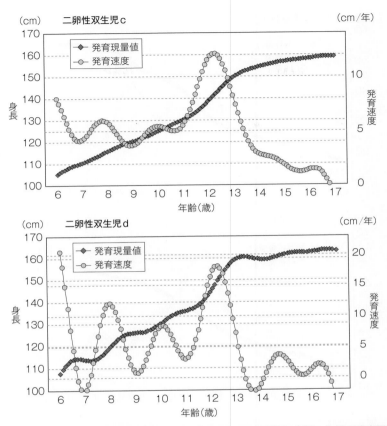

図2-3　ウェーブレット補間法によって記述した二卵性双生児の身長の発育現量
　　　　値曲線および発育速度曲線

二卵性双生児の身長発育に対して相互相関関数を適用し，片方の発育現量値およ
び速度値を折りたたみによって導かれた相互相関係数の変化を図2-6，図2-7
に示した．両グラフに示された相関係数の変化を検討すると，一卵性双生児の方
が $r = 0.90$，二卵性双生児が $r = 0.74$ で明らかに一卵性双生児の類似度が高いこ
とが認められた．同様に，体重についても解析した結果，一卵性双生児の相関係
数が高かった．
　体重における相互相関関数から導かれた一卵性と二卵性の相関係数を示したグ
ラフが図2-8と図2-9に示されている．これによると，一卵性双生児の方が r

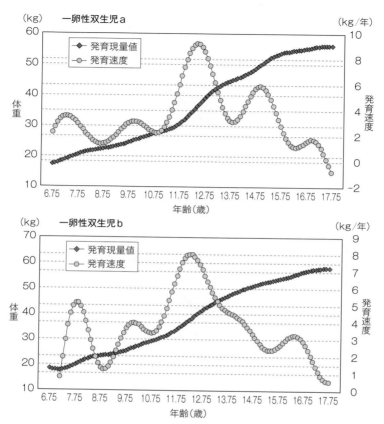

図2-4　ウェーブレット補間法によって記述した一卵性双生児の体重の発育現量
　　　値曲線および発育速度曲線

＝0.72，二卵性双生児が r＝0.61 で一卵性双生児の類似度が 0.1 程度高いことが
認められた．このように相互相関関数によって客観的に判断することで類似性が
評価されることになる．さらに，座高，下肢長についても同様の方法から解析し
た結果，一卵性双生児の相関係数が高くなっており，一卵性双生児の類似度が高
いことが示されている．やはり，遺伝性の高い長育についいては当然のように一
卵性双生児の類似度が高いことが客観的に証明されたといえよう．このように相
互相関関数によって客観的に類似性が判断されたことは，今後の身体発育パター
ン解析に重要な提示となろう．

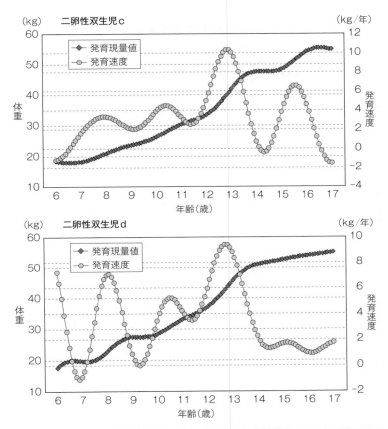

図2-5　ウェーブレット補間法によって記述した二卵性双生児の体重の発育現量
値曲線および発育速度曲線

④相違性の検証

　図2-10〜図2-13はScammonの発育曲線の4つのパターンに分類される
身体諸属性の代表的な脳重量（神経型），胸腺（リンパ型），睾丸（生殖型），肝
臓（一般型）の発育現量値に対してウェーブレット補間法を適用し，発育現量値
と速度曲線を描いたグラフである．視覚的には速度曲線の挙動から判断して，
Scammonが提唱した4つのパターンに類似していることが伺われる．そこで，
まず，これらの発育曲線の相違性について相互相関関数を適用して検討した．各
パターン間の相違性は異なると考えられるので，4つの身体諸属性間においてそ

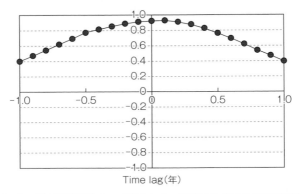

図2-6　相互相関関数よって導かれた一卵性双生児の身長の相関係数

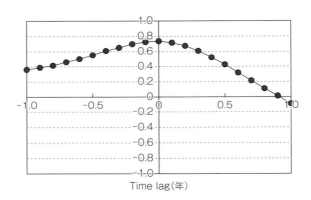

図2-7　相互相関関数よって導かれた二卵性双生児の身長の相関係数

れぞれの相違度を相互相関関数から導いた．その結果，脳重量（神経型）と胸腺（リンパ型）では r＝0.75 程度あり（図2-14），脳重量と睾丸（生殖型）では r＝−0.45（図2-15）と逆相関が示された．脳重量と肝臓（一般型）においても r＝−0.63（図2-16）と逆相関が示された．次に，胸腺と睾丸では r＝−0.7（図2-17），胸腺と肝臓では r＝−0.8（図2-18），さらに睾丸と肝臓では r＝0.9（図2-19）とかなり高い相関を示した．このように，明らかに4つのパターン間における相互相関係数は異なり，パターン判別が可能であることが示された．一方で，以外にも脳重量と胸腺の類似の可能性や，睾丸と肝臓の類似の可能性が指摘される．

　本項で提示した内容では，脳重量（神経型）と胸腺（リンパ型）の類似の可能性，

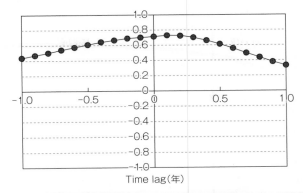

図2-8　相互相関関数よって導かれた一性双生児児の体重の相関係数

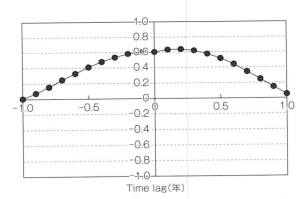

図2-9　相互相関関数よって導かれた二卵性双生児の体重の相関係数

睾丸（生殖型）と肝臓（一般型）の類似の可能性が指摘されたわけであるが，双生児の類似性でも示したように，同じパターン間では相互相関係数が高い中で係数の違いが判断される．しかし，パターンが異なる関係では類似性の可能性といっても係数の違いは大きいと考える．したがって，Scammon の発育曲線のパターンの違いを相互相関関数で判断する係数の基準は，r＝0.3～0.4 程度でパターンの相違性が示され，r＝0.1 程度の違いは同じパターンと考えらえる．そのように考えると，脳重量に対しては，胸腺，睾丸，肝臓の発育パターンは明らかに異なると考えられる．胸腺に対しては，睾丸，肝臓の発育パターンも異なると考えられるが，睾丸と肝臓の発育パターンは非常に類似性が高いと考えられる．つまり，

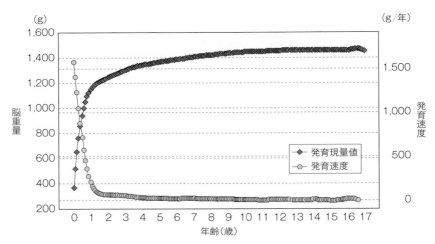

図2−10　ウェーブレット補間法によって記述した脳重量の発育現量値および発育速度曲線

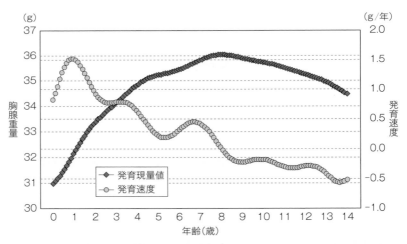

図2−11　ウェーブレット補間法によって記述した胸腺の発育現量値および発育速度曲線

神経型，リンパ型，生殖型（一般型）との間では明らかに発育パターンの相違性
が認められたことになるが，逆に，生殖型と一般型は類似性が認められた．

⑤ Scammon の発育曲線の新たな提唱

　ここまで類似性と相違性の検証が導かれたことによって，運動能力発達のタイ
プが検証できる可能性が示されたことになる．それは，木村（1966）によれば，

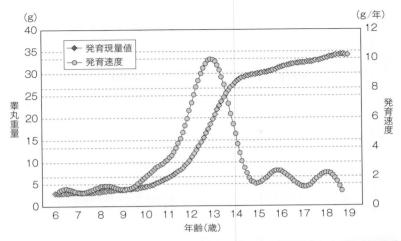

図2-12　ウェーブレット補間法によって記述した睾丸の発育現量値および発育速度曲線

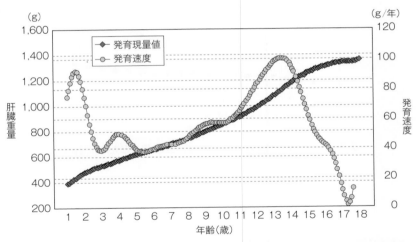

図2-13　ウェーブレット補間法によって記述した肝臓の発育現量値および発育速度曲線

運動能力発達のパターンは神経型と一般型の中間タイプであることが提示された
経緯がある．もちろん検証されているわけではないので，神経型，一般型の中間
型といっても，運動能力項目によってはどちらのタイプに依存しているかまった
く情報がない．そこで，本書で初めて運動能力種目として，サイドステップ，立
ち幅とび，50 m 走について，これらの種目と神経型の典型である脳重量，一般

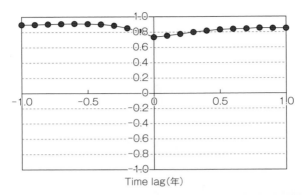

図2-14　相互相関関数よって導かれた脳重量と胸腺の相関係数

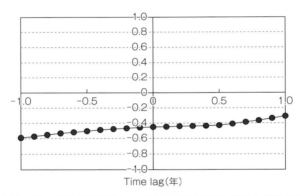

図2-15　相互相関関数よって導かれた脳重量と睾丸の相関係数

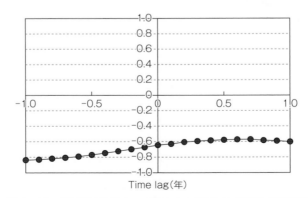

図2-16　相互相関関数よって導かれた脳重量と肝臓の相関係数

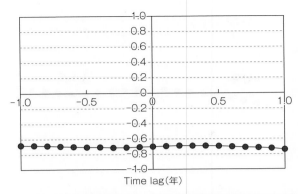

図2-17　相互相関関数よって導かれた胸腺と睾丸の相関係数

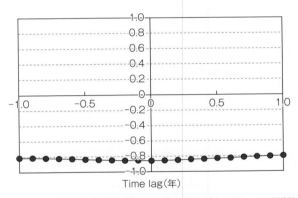

図2-18　相互相関関数よって導かれた胸腺と肝臓の相関係数

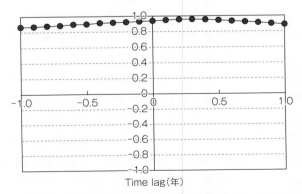

図2-19　相互相関関数よって導かれた肝臓と睾丸の相関係数

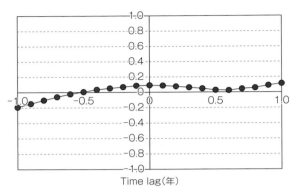

図2-20　相互相関関数よって導かれた脳重量と立ち幅とびの相関係数

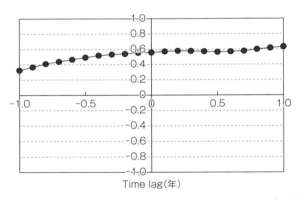

図2-21　相互相関関数よって導かれた脳重量とサイドステップの相関係数

型の典型である身長に対してまずウェーブレット補間法を適用した．そして，導かれたそれぞれの種目の発育速度曲線に対して相互相関関数を適用した．

　図2-20は脳重量と立ち幅とび，図2-21は脳重量とサイドステップおける相互相関関数を示した．脳重量とサイドステップとの相互相関係数が大きいことがわかる．身長と立ち幅とび，身長とサイドステップにおける相互相関関数に関しては，脳重量の場合とは逆に立ち幅とびとの相互相関係数が大きいことが示された．さらに，脳重量および身長と50m走における相互相関関数を求めると，脳重量と50m走ではr＝-0.5，身長と50m走ではr＝-0.6程度となり，50m走は脳重量と身長発育と同じ程度の相違性が認められた．したがって，立ち幅と

びのような発達は一般型に近く，サイドステップのような発達は神経型に少し近いことが示された．そして50m走の発達は，神経型と一般型の中間として位置づけられることが推察された．

　木村（1966）により運動能力は神経型と一般型の中間型の発達パターンを示すと提示されたが，相互相関関数を適用した結果，確かにサイドステップは神経型との相互相関係数が高く，一般型とは低い．また，立ち幅とびは逆に神経型とは相互相関係数が低く，一般型との間では高いことが明確であった．しかし，50m走では神経型と一般型において同程度の負の相互相関係数であった．したがって，ここでは運動種目の適用が少なかったが，さらに多くの運動種目に相互相関関数を適用することによって発達パターンの類似性と相違性が検証できる方向性が確立できたといえよう．そして，本書で新たに提唱できることは，Scammon（1930）は神経型，リンパ型，生殖型に属さないパターンを一般型に分類した経緯を考えれば，新たに生殖型と一般型はかなり類似性が高いことが客観的に検証されたといえよう．そして，生殖型を一般型に含め，発育曲線タイプとして，神経型，リンパ型，一般型の3つのタイプに分類し，一般型の中に新たに生殖型タイプ，内臓型タイプ，形態型タイプを構築することを新たに提唱できるものといえよう．

（3）Fujimmonの発育曲線の提唱

　これまでの経緯から，Scammonの発育曲線について再検証が試みられ（FujiiとMishima，2012），同じ思春期急増現象を示す一般型と生殖型を同じパターンと考えた．そして，新たな発育曲線として本書においてFujimmonの発育曲線を提唱する．図2-22は，Fujimmonの発育曲線として分類される神経型タイプ，リンパ型タイプ，一般型タイプの曲線である．従来のScammonの発育曲線と比較すると，神経型タイプは幼児期ではほぼ成人値近くにまで発育が完了している点である．リンパ型タイプは思春期に200％まで発育をするわけでなく，130％程度までが発育のピークと考える方が妥当であろう．一般型タイプは従来のScammonの発育曲線における一般型タイプとそれほど大きく異なっているわけではない．しかし，シグモイド状がScammonの一般型ほど極端に形成されてはいない．この点はフリーハンドと関数で描かれた曲線との違いといえる．

　図2-23は一般型タイプの中の形態・内臓型タイプと生殖型タイプの曲線であるが，生殖型タイプはあくまでも一般型に分類され，その中の一般型から分割されるタイプとして認識される発育タイプである．一見，大きく異なっているよ

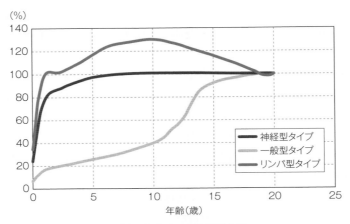

図2-22 Fujimmonの発育曲線

うにみえるが，思春期ピークを出現している点は非常に類似性が高い．さらに，これら形態・内臓型タイプと生殖型タイプの曲線はlogistic曲線と近似する．つまり，logistic方程式の分母の係数によって曲線の様子が変化するように，この両タイプの曲線もその変化の様子がlogistic曲線と類似している．したがって，logistic曲線というタイプの枠でこれら両形態・内臓型タイプと生殖型タイプは同じ一般型タイプとして考えられる．しかしながら，Fujii（2017）がFujimmonの発育曲線を提唱しても，解析に利用した臓器等は日本人のデータであるが，臓器の種類も少なく今後の科学技術の進歩により内臓等の重量がスキャンによって測定されるようになれば，さらに精度の高いFujimmonの発育曲線が提唱できると思われる．現在ではこれ以上のFujimmonの発育曲線の精度は期待できない．

　本書において初めて，Fujimmonの発育曲線を提唱することができた．そのためには，相互相関関数を適用した結果として，Scammonが示す一般型と生殖型を同一標準型パターンとしたほうが科学的な根拠を保障できると考えた．それは，神経型，リンパ型は思春期急増現象を示さないパターンであり，神経型が成人で最大値を示すのに対し，リンパ型は思春期で最大値を示すことは発育現象からも明白である．しかし，一般型と生殖型はともに思春期急増現象を示すタイプであり，標準型パターンとして発育現象から判断し，両属性を分類する明確な根拠に欠ける．Scammonの判断によれば，生殖型は出生から幼少期では一般型の属性

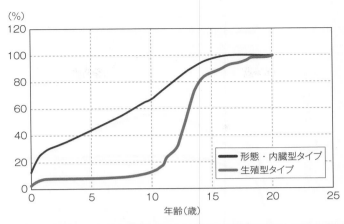

図2-23　Fujimmonの発育曲線における一般型の形態・内臓と生殖タイプ

よりも増大傾向が少なく，特に思春期に一般型より急増を示すことが生殖型としての特徴として標準型パターンを設定した．この根拠は科学的には希薄である．一般型に属する諸属性も生殖型に属する諸属性もその発育変化率から判断されたわけではなく，発育現量値曲線の変化から判断したにすぎない．これでは生のデータを肉眼で観察したに過ぎず，まったく客観性に欠けた見解である．実は，これら形態・内臓型タイプと生殖型タイプの曲線はlogistic曲線と近似する．logistic方程式は微生物の増殖過程に適用されてきた背景があり，今でも使用されている数学関数である．微生物の増殖過程をlogistic方程式の分母の係数が反映しており，この係数の変化によって曲線の様子が変化するのである．この両タイプの曲線もその変化の様子がlogistic曲線の変化と類似している．したがって，logistic曲線という数学関数の枠でこれら両形態・内臓型タイプと生殖型タイプは同じ一般型タイプとして考えられるのである．したがって，一般型の内臓発育と生殖型の睾丸発育における速度曲線の類似性が非常に高いと判断できた知見は，藤井（2015）によって初めて確認された知見といえる．そして，本書でFujimmonの発育曲線を提唱できたことは，人の発育システムの標準化として，科学的根拠に基づいた発育モデルが提唱できたことである．

（4）FujimmonとScammonの比較発育曲線

図2-24はFujimmonとScammonの発育曲線を同じスケールで記述したグ

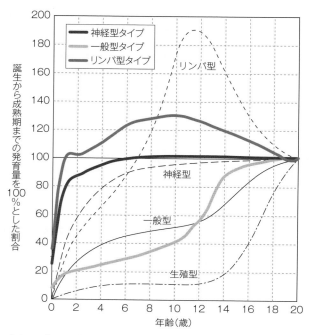

図2-24　スケールを同一にしたFujimmonとScammonの比較発育曲線

ラフである．Fujimmon の発育曲線を単独で判断してもよくわからないが，同じスケール上で2つの発育曲線モデルを比較すると，その違いがよくわかる．神経型は Fujimmon の方が早く成人値に達しているのに対して，Scammon では緩やかに成人値に達している．Fujimmon と Scammon 比較発育曲線で特筆できることはリンパ型である．リンパ型については従来から議論はあったが，その議論に関しての客観性が保証できないために曖昧な議論で終始していたことは否めない．今回の比較発育曲線の提示によって，明らかにリンパ型は成人値の130％程度が妥当と判断される．恐らく，Scammon はリンパ様組織の機能的な内容を含んで曲線を描いたのではないだろうか．もちろん，この点は推測であるが，彼自身，発育と発達の区別を明確にしていたわけではなく，彼が提唱した人の標準発育曲線は形態だけをイメージせずに，機能的な発達も視野に入れてイメージした感がある．そうでなければリンパ様組織の形態部分の発育が成人値の200％を示すことなどあり得ないと考えられるからである．さらに，神経型についても成人値ま

で緩やかな曲線を描いているが, この点は当時の脳科学の分野が発展途上であり, 脳のメカニズムは最近になって新たな知見が導かれたことを考えれば, 1930 年当時では神経系の発育については未知の部分が多く, フリーハンドで曖昧に描いたほうが無難であったかもしれない.

　一般型についてはどうなのだろうか. Scammon はフリーハンドで曲線を記述しているので, 一般型と生殖型は相違性があるようにグラフを調整することは可能である. 現に, 2 つのパターンは相違性があるとして扱われてきたわけであり, 形態のような身体の大きさや内臓とは一線を画し, 異なるパターンを示すとみなされてきた. しかし, これまで述べてきたように, 内臓の発育速度曲線の挙動にもバラツキがあり, 形態要素の発育とも一線を画すべき知見が示されたのではないだろうか. そのような意味で一般型について, Fujimmon と Scammon の比較発育曲線を概観すると, Fujimmon の一般型は生殖型と非常に類似しているのである. この点は, 再度検討する必要があるが, S 字状カーブとかシグモイド曲線というイメージが作られたために, そのイメージが先行した感がある. したがって, Fujimmon の発育曲線はウェーブレット補間法で記述していることを考えれば, 一般型の標準的な発育モデルを提供していると考えられよう.

2．身体情報科学と発育発達

1）身体情報の計量化

　計量化とは, ある物または現象の特徴や傾向を数量を用いて表すことと定義されている. ある物または現象とは計量の対象となるもので質量, 湿度, 長さなどを指している. 現在, 計量法で定められているものは, 物象の状態の量において熟度の高いものは 72 量, 熟度の低いものは 17 量と定められている. たとえば, 長さ, 質量, 時間, 電流, 湿度, 物質量, 光度などが計量化され, 単位が構築されている. そして, 現代科学の進歩に貢献しているといえる. つまり, 現象の普遍性を求めようとすれば, その現象となるものを何らかのもので推し量ることが必要となる. その推し量るものは容器のような物であれ, 数値化された理論上の構成要素であれ, いずれも基準となる単位を概念化しなければならない. 基準の概念化に軽量化の意味があるのである.

　現在, 長さはメートル (m) で概念化されている. この概念から速度という

概念に派生され，科学の基礎が構築されたニュートン（Isaac Newton，1642-1727）の微分法が誕生するのである．長さの単位であるメートルの定義は，現在では真空中で1秒間の299,792,458分の1の時間に光が進む行程の長さとされている．しかし，メートルという概念は今日生まれたわけではない．実は，1670年代にフランスで1秒を刻む振り子の長さを単位として成立している．その後，緯度によって振り子の長さが異なることが判明し，1790年代にこの振り子の長さを基本単位とする考えは放棄され，子午線の長さの4000万分の1が1メートルと定義された．子午線は地球上の同一経度の地点を結んだ仮想的な線である．つまり，地球という普遍的な宇宙規模の概念であり，メートルの基準概念として計量化されてきたのである．

　メートルの計量化と同時にキログラム（kg）の基準概念が構築された．すなわち，1L（リットル）の蒸留水の質量が定義されたのである．さらに，時間の単位である秒の定義は，セシウム133の原子の基底状態の2つの超微細準位の間の遷移に対応する放射の周期9,192,631,770倍に等しい時間とされている．

　このように，今日の科学が発展してきた背景には，計量化という基準の概念化が不可欠であった．それは，森羅万象を理解するためにはその法則性を解明しなければならない．法則性の解明の手掛かりには物事の判断基準を定める必要がある．その基準には客観性が要求される．すなわち自然の摂理から導かれる現象を概念化し，客観化された基準を計量的に推し量るのである．ここに現象の特徴を計量化する意味が存在するのである．

2）計量化と身体計測

　人の身体について究明しようとすれば，まず身体そのものの計量化が必要となる．そして，計量化されれば計量化された情報と時系列との対応から，身体の時間的変異を検証することができる．本節では，身体を計量化する方法として形態の測定について述べていく．人の身体の細部にわたって形態計測を実施しようとする試みは形態測定学がその役割を担う分野である．生物の形態をあらゆる角度から数値化し，その情報をもとに数学的な解析から形態の現象を一般化しようとする学問分野である．しかし，ここでは本書で概念化した身体情報科学として，人にかかわる身体の時系列情報を扱うものである．そして，その身体情報による健康科学への貢献を促す必要性からも日常的な健康指標となる身体組成，骨密度，

体力テストについても言及する.

　一般に人の身体における形態測定に関して，日本栄養アセスメント研究会身体計測基準値検討委員会（2002）が発表した「日本人の新身体計測基準値 JARD 2001」をあげることができる．これは 2001 年に日本人を対象として実施されたもので，「身長」「体重」「BMI」「上腕周囲長」「下腿周囲長」「上腕三頭筋皮下脂肪厚」「肩甲骨下部皮下脂肪厚」「上腕筋囲」「上腕筋面積」の 9 項目についての基準値が性別および年齢区分別に示されている．さまざまな臨床応用への対応や評価の基準とすることができ，疾病の予防や健康維持には重要な情報と考えられる．これらの時系列情報を収集することは困難であるが，世界的には縦断的データの収集システムとして，英国や米国等で実施されてきた経緯がある．日本では学校保健統計調査があり，通常，小学校に入学すると，1 年に 1 回健康診断が実施される．この健康診断に身長，体重，胸囲，座高の形態計測が含まれている．この制度は明治時代から実施されており，形態計測は 1900 年（明治 33 年）から継続されている．この間，学校保健法施行規則の改正により，1995 年度からは胸囲計測が削除され，2016 年度からは座高計測が廃止された.

　体力・運動能力については，文部科学省による新体力テストの実施が 1998 年度の試行を含めて 1999 年度から正式にスタートしている．現在，文部科学省が実施している体力・運動能力調査は毎年報告されているが，周知のように，この調査は東京オリンピック開催の 1964 年（昭和 39 年）から開始されている．これは 1961 年に成立した「スポーツ振興法」に基づいて，保健体育審議会が答申したスポーツテスト（1963 年）を基に実施された．このスポーツテストのねらいはスポーツの発展と国民の体力の向上である．開始された当初は 12 歳以上（中学生以上）の生徒および 29 歳までの一般勤労青少年を対象とした．テスト項目は体力を構成する基礎的要因を測定する体力診断テスト ¦反復横とび（敏捷性），垂直とび（瞬発力），背筋力（筋力），握力（筋力），上体そらし（柔軟性），立位体前屈（柔軟性），踏み台昇降運動（全身持久力）¦，基礎的運動能力を測定する運動能力テスト ¦50 m 走（疾走能力），走り幅とび（跳躍能力），ハンドボール投げ（投てき力），懸垂腕屈伸（懸垂能力），1,500 m 走（持久走能力）¦ から構成されている．開始された翌年（1965 年）には小学校高学年（5〜6 年生）が対象に加わり，1967 年には 30 歳以上 59 歳未満が対象となる壮年体力テストが新たに導入された．さらに，1983 年には小学校低学年・中学年運動能力テストが加わった.

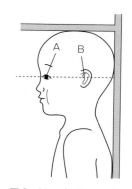

図2-25　身長の測定方法
眼窩点（A）と耳珠点（B）とを結んだ直線が水平になるように頭を固定する.

そして，体力・運動能力調査の結果は毎年実施された翌年の「体育の日」に公表されている.

　そこで，学校保健統計調査による健康診断で実施されている形態計測としての身長，体重，胸囲，さらに乳幼児身体発育調査で実施されている頭囲について実施概要を述べておく.

（1）身長の計測

　1）全裸かまたはパンツ1枚にして，学童用または普通の身長計を用いて尺柱を背に直立させて計測し，1mm単位まで読みとる. 2）足先は30°くらいの角度に開き，踵，殿部，胸背部が一直線に尺柱に接するようにする. それには胸をあまり張らないようにし，腹部をひかせるとよい. また，両上肢はかるく手のひらを内側にして自然に垂らす. 3）顎はひき，眼は水平の正面をみるようにする. すなわち，耳珠点と眼窩点がつくる平面が水平になるようにする（図2-25）. これには，補助者が幼児の顔面と同じくらいの高さから話しかけてやるとよい. このとき，後頭部は必ずしも尺柱につかないこともあるから強く押しつけないこと. 4）計測者は片側に立って，可動水平桿を一方の手で静かに下げてかるく頭頂部にふれて目盛を読む.

　以上が身長の測定要領である. 現在では目盛りはデジタル化されており，目盛を読み取ることは改善されたが，しかし，耳顔平面を決定することは今までと変わりなく，この点が身長測定が簡単なようで難しい局面を有するところである.

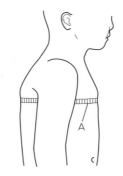

図2-26　胸囲の測定方法

（2）体重の計測

1）あらかじめ排便，排尿をすませておく．2）原則として全裸で計測する．学校現場ではパンツ1枚を身につけた状態で計測する．計測するときは，体重計の台秤に正しく立たせて計測する．3）計測の前後には体重計の0位を確かめる．なお，体重計の中央に被験者を静かにのせ，指針が静止してから目盛りを読む．4）計測の単位は少なくとも10g単位までとする．最近はデジタル式体重計を使用することがほとんどなので数値をそのまま記入する．このように体重測定の方が測定は簡単であるために，健康の指標には便利といえる．

（3）胸囲の計測

1）上半身を裸にし，立位で計測する．2）両腕を軽く側方に開かせ，片手に巻尺を持ち，巻尺の背面から前方に廻す．巻尺は左右の乳頭点を通り，体軸に垂直な平面内にあるようにする（図2-26）．3）巻尺は強くしめず，皮膚面からずり落ちない程度とする．4）計測値を読むときは自然の呼吸をしているときに呼気と吸気の中間であること．1mm単位まで計測する．

胸囲については，学校保健統計調査項目から1995年に削除されているが，形態計測では重要項目である．

（4）頭囲の計測

1）座位または立位で計測すること．2）計測者は一方の手に巻尺の0点を持ち，他方の手で後頭部の一番突出しているところを確認してあて，左右の高さを同じくらいになるようにしながら前頭部にまわして交差し，前頭部の左右の眉の直上を通る周径を計測すること．このとき注意しなければならないことは額の突出部

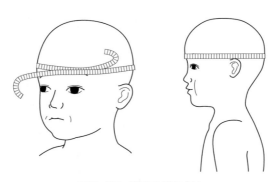

図2-27　頭囲の測定方法

前方は左右の眉の直上，後方は後頭部の一番突出しているところを通る周径を計測する．前方は額の最突出部を通らないことに注意する．

でなく眉の直上を通ることである（**図2-27**）．1 mm単位まで計測する．

　頭囲については，現在は乳幼児身体発育調査が1960年から10年おきに全国的に実施されており，乳幼児においては重要な形態計測として位置づけられている．

　次に，日常生活における健康度の指標として広く普及している身体組成の測定，骨密度について，特にその原理を中心に述べることにする．これら両測定値は健康医療に関する研究で活用されたり，スポーツ科学においても非常に重要な役割を担っている．

（5）身体組成計測法の原理

　図2-28は，BIA（bioelectrical impedance analysis）法という身体組成測定法である．この方法は生体組織の電気抵抗値（生体インピーダンス）を測定することで，体脂肪量などの体組成を推定する方法である．生体組織において，脂肪組織はほとんど電気を通さないが，筋肉などの電解質を多く含む組織は電気を通しやすい性質がある．その電気抵抗（電気の通りにくさ）をはかることで，脂肪とそれ以外の組織の割合を推測する．しかし，電気抵抗の測定だけで体脂肪量を測定できるわけではない．つまり，実際の脂肪量が判明していなければ，電気抵抗からの推定ができない．そこで，DXA法（二重エネルギーX線吸収測定法）というX線を照射して実際の体脂肪量を測定した値を基準として，電気抵抗値との相関を解析してBIA法を確立した．DXA法は骨密度の測定にも重要であるが，いずれにしてもX線照射という被爆のリスクを与えることから，一般的な日常生活で活用することは非常に難しい．したがって，このBIA法が広く普及する

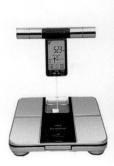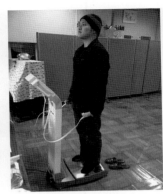

図2-28　身体組成の測定方法

ことになったのである．最近ではかなり研究が進み，かなりの精度で体組成成分を解析できるようになった．

（6）骨密度計測の原理

　骨密度（bone mineral density）は，超音波測定器を用いて左踵骨で測定する場合が多い．測定値は，超音波透過速度（speed of sound：SOS, m/sec）で示される．測定値に対する臨床基準は，日本骨粗鬆学会によって規定されており，標準が1,538±33 m/sec であり，骨量減少値が1,501 m/sec 未満，骨粗鬆症が1,479 m/sec 未満とされている．しかし，子どもではこの限りではない．

　先にも述べたが，骨密度も医学的な正確性を求めるならばDXA法で測定することが望ましいが，被爆のリスクを負うことになるため，日常的な健康指標としては超音波測定法が普及している．同じ超音波測定法でも測定機種によって測定値の単位は異なる．現在のところ，SOSを含み，スティフネス（stiffness）係数，広域超音波減衰係数（broadband ultrasound attenuation：BUA，dB/MHz），音響的骨評価値（osteo sono-assessment Index）という数値で示される機種がある．図2-29 に示した機器のスティフネス係数は，SOSやBUAだけで骨密度として判定しているのではなく，これら両変数値からスティフネス値｛＝（0.67×BUA）＋（0.28×SOS）−420｝として導かれる測定値である．スティフネス値は現在世界中で用いられており，比較の意味からも重要な意味をもつ．さらに，SOS値やBUA値だけでは発育期の変化が明確に示されない欠点がある．特に，SOS値

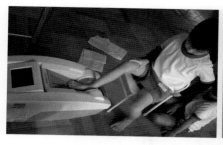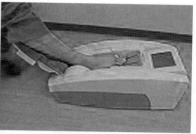

図2-29　骨密度の測定方法

　だけの測定から幼児を対象にした報告では，成人とほとんど変わらない数値を導き出した経緯がある（境田ら，2007）．

　OSIは，まずSOSを計測する．次に，超音波の透過の度合いが骨によって異なることを利用し，踵骨部分を透過した超音波の透過指標（transmission index：TI）を計測する．そして，SOSとTIから（2-5）式によってOSI値を算出する．

$$OSI = TI \times SOS^2 \quad\cdots\cdots\cdots\cdots\cdots\cdots\cdots\cdots\cdots\cdots\cdots\cdots\cdots\cdots\cdots\cdots\cdots\cdots\cdots\cdots\cdots\cdots\cdots \quad (2-5)$$

　SOSの計測原理は図2-30に示したように，踵骨部分を振動子といわれるもので挟むように密着させ，一方の振動子から他方の振動子に向けて超音波パルスを照射し，そのときの超音波パルス伝搬時間tを計測する．そして，踵骨部分の距離（幅：L）を超音波パルス伝搬時間（t）で除算（SOS/t）することによって求める．

　次に，TIの計測原理について述べる．図2-31は超音波の受信波形（透過波形）から超音波の透過に関する数値を導く原理が示されている．TIは受信透過波形の第一極大値の半値幅とされている．定性的に，受信透過波形の半値幅が狭い場合は高い周波数成分も透過させていることになり，骨密度が低いと考えられている．逆に，半値幅が広い場合は高い周波数を取り込んでいないので骨密度が高いと考えられる．

　以上のように，日常生活の中で骨密度が簡便に測定できる意義は非常に大きいといえる．それは子どもの骨折が多発している問題や，中高年の骨粗鬆が増加している現状において，自身の骨密度が把握できれば予防対策が可能である．ここまで健康指標に有用な形態計測を述べてきたが，体力・運動能力のような身体能

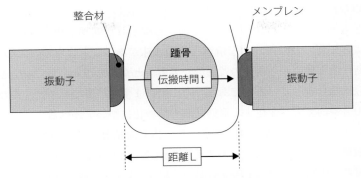

図2-30　音速（SOS）の計測原理
（曽根照喜（2005）QUSの原理. Osteoporosis Japan, 13：21-23）

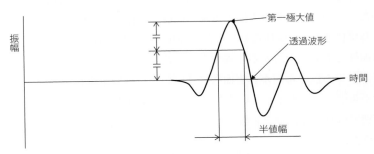

図2-31　透過指標（TI）の計測原理
（友光達志（2005）QUSの測定法. Osteoporosis Japan, 13：27-30）

力を推し量る要素，血圧，血液成分などを検査する臨床的な要素の測定も重要である．

3）発育発達と身体情報

　計量化の概念が確立することによって，計測が可能になり情報という1つの要素が生まれる．しかし，計測値という情報は個々の単一要素であって，それ以上の有用な情報とはなり得ない．さらに，その情報から新たな知見という情報を導かなければ身体情報科学にはならない．つまり，計測によって得られた測定値はデータとしての断片的な情報にすぎない．その断片的な情報をうまくつなぎ合せることにより一般的な法則性を見出すことである．しかし，いつも一般的な法則

性が求められるわけではない．時には断片的な情報のまま受け入れなければならないときもある．それはすでにその情報から導かれた基準が構築されていれば，計測によって得られた断片的な情報自体に意味があることになる．このように，情報は断片的な要素から現象の普遍的な要素へと変化したり，単一要素としてすでに十分意味を有しているのである．そこで，まず計測値である断片的な要素から現象の普遍的要素へ変化する形態計測の情報化について述べる．

　例として人の体表面積について述べる．体表面積とは，その名のとおり身体表面の面積のことで，成人ではおよそ $1.7\,m^2$ あるといわれている．体表面積は，基礎代謝量，内臓脂肪量，平均皮膚温の算出などに用いられる指標として一般的に示されている．近年では，抗がん剤の投与量は体表面積に基づいて算出されることが多くなってきている．以前は「per body」で，続いて「per kg」で計算されていた．しかし，本来の人間の生理的機能（心拍出量，循環血液量，糸球体濾過率，基礎代謝など）は体重よりも体表面積との相関が高く，また薬剤についても体表面積で計算した方が血中濃度とより高い相関性が得られていることから，今日では多くの抗がん剤が体表面積に基づいた投与設定を行っている．しかし，体表は不規則な曲線を示していることから，体表面積の実測は非常に困難で，従来の研究では身長と体重を変数としたさまざまな計算式を用いて体表面積が推定されてきた．

　一般的に体表面積算出式には，世界標準（欧米人の体表面積）の算出式（DuBois 式といわれる，2-6）

$$S = 71.84W^{0.425}H^{0.725}$$ ……………………………………………………（2-6）

を藤本ら（1968）による日本人の実測値に基づいて改訂され，栄養所要量表でも採用されている算出式（藤本式，2-7）

$$S = 88.83W^{0.443}H^{0.663}$$ ……………………………………………………（2-7）

（$S\,(cm^2)$ ＝体表面積，$W\,(kg)$ ＝体重，$H\,(cm)$ ＝身長）
が使用されており，化学療法時には，世界標準である DuBois 式を使うのが望ましい．DuBois 式は WHO 公認の式で，世界で最も汎用されている．反面，わずか9名の米国人について計測した結果に基づいたものであり，6歳以上では高め，5歳未満では低めに算出される傾向にあるといわれている．そこで，藤本ら

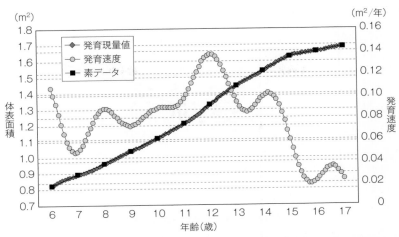

図2-32　個人の中程度身長の男子体表面積の発育変化現量値と発育速度曲線

（1967・1968）は年齢別の体表面積算出式を提案した．全国から実測対象者を抽出するのは困難であるため，身体の測度などが標準的な人を実測対象者として選び，新生児から老人にいたるまでの201名（男性108名，女性93名）の体表面積の実測値に基づき，さまざまな体表面積算出式から体表面積を求め実測値と比較することにより，誤差の少ない体表面積算出式を選択した．0歳代（乳幼児式）：$S = 95.68 \, W^{0.473} H^{0.655}$，1〜5歳代（幼児式）：$S = 381.89 \, W^{0.423} H^{0.362}$，6歳以上老人まで（一般式）：$S = 88.83 \, W^{0.443} H^{0.663}$，の3つの式が妥当な体表面積算出式として提案された．

　そこで，藤本ら（1967・1968），藏澄美ら（1994）が提案した算出式をもとに，日本人男子の6〜17歳までの身長と体重値から体表面積を推定し，体表面積の時系列情報を構成する．この段階では体表面積における加齢現量値の変化情報は提示されるが，現象の普遍的要素への変化にはつながらない．つまり，体表面積の加齢変化にどのような法則性が隠されているか，その点を解明しなければ現象の普遍性を導くことはできない．

　図2-32はある男子個人の中程度身長における体表面積をウェーブレット補間モデルで記述したグラフである．このグラフには体表面積の時系列情報である発育現量値を示しているが，通常，発育現量値の情報だけでは何の知見も得ることはできない．そこで，ウェーブレット補間モデルを適用することによって，体

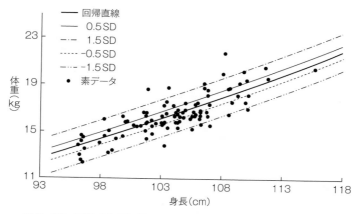

図2-33　男児の身長に対する体重の2次回帰多項式評価チャート

表面積の加齢変化が身長発育と同じようにシグモイド曲線を示し，また発育速度曲線が導かれ，速度のMPV年齢が特定され，MPVに関する検証が可能になる．身長，体重などにおけるMPVの検証はすでに藤井による研究で示されている（藤井と川浪，1995；藤井と松浦，1996；FujiiとKawanami，1998；Fujiiと Matsuura，1999）．このように断片的な情報を時系列情報に構成し，構成された情報に対して数学関数という客観的な理論的根拠が備わった情報解析手法を適用することで，現象の普遍的解明が可能になったといえる．

　次に，計測の断片的要素としての情報にすでに意味を有する場合について述べる．身体組成計測によって導かれる要素の情報は，すでに基準が構築されているので，体脂肪率などは得られた計測値そのものが肥満の目安となり，健康指標としての重要な意味をもつことになる．前節でも述べたが，BIA法で体脂肪率を求める場合，DXA法による計測値との回帰分析から推定するわけであるから，BIA法で導かれた計測値はすでに基準が構築されたうえで算出された数値であるために意味がある．骨密度などの計測値も同様に断片的要素としての情報に意味を有している．

　BIA法は確かに有効であるが，全年齢で有効かというとそうでもない．学齢期，高校期から中高年，老年者までは有効であるが，幼児に対しては未だに精度が不安定なのである．つまり，DXA法による幼児のデータが少ないためである．そこで，幼児の身体組成の測定が難しいことから，伊藤ら（1996），伊藤と上田

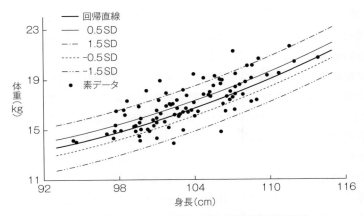

図2-34　女児の身長に対する体重の2次回帰多項式評価チャート

（2000）は幼児の肥満判定のために幼児の標準身長体重曲線を構築し，その標準体重の15％以上を肥満と設定した．ここでは，伊藤ら（1996）と同様の方法で得られた幼児のデータから，身長に対する体重の回帰多項式を構成し，妥当な次数の多項式を決定してその回帰評価を構築することにした．

　図2-33，図2-34は男児と女児の身長に対する体重の回帰多項式である．2次回帰多項式の妥当性が高かったので2次回帰評価チャートを構築した．伊藤ら（1996）も2次回帰評価を適用しており，身長に対する体重の回帰評価は2次多項式が妥当と判断される．そして，この評価チャートを基準として，幼児の標準体重値が算出される．以下にその算出式を示す．

　男児：$y = 1.79 \times 10^{-3}x^2 - 0.01004x - 1.9704$

　女児：$y = 6.34 \times 10^{-3}x^2 - 0.96024x + 47.3937$

　標準体重値算出式から導かれた情報は，体脂肪率やBMIと同じ意味をもつ．つまり，この情報自体肥満の程度を表す指標となる．したがって，標準体重値の算出プロセスに，BIA法のような計測機器の内部ですでに基準化されているような形態測定の情報化があるのである．このように形態計測の情報化は，情報データそのものに意味が含まれる場合もあれば，情報データを有用な手法で解析することによって現象の普遍性を解明する重要な意義をもつことにもなるであろう．

4）発育発達学の歴史的意義

　発育発達研究の動向は，Scammon（1927）が述べた個人に関する追跡，継続的研究（seriatim study）にその焦点が向けられてきた．ヨーロッパでは Boas（1930・1932）が縦断的資料による研究の必要性を強調し，さらに，Davenport（1926・1939）や Shuttleworth（1939）により縦断的資料の必要性が説明されている．つまり，生体の時間的変異を個々について克明に記録，分析できる長所があるため，縦断的資料は横断的資料以上に成長（発育）現象を解明できることである．

　縦断的資料による研究の歴史は，Gueneau de Montbeillard が 1759 年から 1777 年まで自分の息子の身長について，0〜18 歳まで計測した記録を，その友人である博物学者の Buffon（1877）が Histoire Naturelle 誌に発表したことにその端を発したことが最も古いとされている．Buffon はこの発表の中で，すでに身長発育の季節変動，思春期の発育急増現象について報告している．このように発育研究は 18 世紀の中頃にその源があると考えられる．この研究の特徴は，唯一人の個人の追跡，継続によって得られたデータ（縦断的データ）を解析するものであった．この手法が，後に Scammon（1927）が述べている seriatim 研究の手法理論になるわけである．もちろんこの種の研究の流れと平行して，横断的集団データを扱った研究も Dietz（1757）や Clarke（1786）らによって行われていたが，その後の発展はみられなかった．

　19 世紀に入ると，今日の発育発達研究に大きな影響を与えている Quetelet（1835）の研究がある．彼の最大の知見は，『身長の分布は Laplace や Gauss によって確立された誤差の分布と同様な分布に従う』という，身体的諸属性の分布は正規分布を示すということである．彼のこの発見は，発育現象に対する確立分布の適応であり，つまりは発育学における統計手法の確立として意義があるといえる．一方，彼は 50 名の男女について 0〜20 歳までの身長の縦断的記録を解析し，Buffon（1877）の報告した思春期急増期については否定の立場を取り，むしろ発育速度は単調減少すると報告した．また，都心と地方の子どもの身長と体重の差異を検討し，発育現象に対する環境要因の影響についての研究を手掛けた．さらに，前節でも触れたが，彼の発育研究にとって重要な貢献は，身長の発育曲線に対して 3 次の数学関数の当てはめを試みたことである．残念ながら，思春期急増現象を否定するという最大の誤ちを犯しているため，この研究はその後あまり話題にされなかった．しかし，数学関数の当てはめという，発育学における科学的

基盤の確立への模索的な意義は評価されるべきであろう.

　その後，Boas や Davenport，Shuttleworth らの研究により縦断的研究の重要性が説かれ，近年では Tanner らの多くの研究者により発育研究の報告がなされている．特に，Tanner（1962），Tanner ら（1966）はこれらの報告の中で，縦断的資料の分析の手法として，作図法（graphic method）を提唱している．この方法は，方眼紙上に生の観測データ値をプロットし，滑らかな曲線を描くようにするわけだが，個々の曲線がそれぞれ大きく異なるために，傾向分析としては非常に捉えにくい欠点がある．いわゆる臨床的な少数例研究には妥当な方法と考えられる．わが国でも，高石ら（1968・1969・1970）がこの手法により，身長，体重の縦断的資料を扱って，思春期の発育スパートに関して分析を行っている.

　このように，縦断的資料による研究の必要性は，今日においてはいうまでもないが，しかし，縦断的資料の解析手法は作図法だけでは短所も備えており不十分である．また，資料収集にも相当な困難が伴うことも事実である．特にわが国においては，縦断的資料の収集が米国の Harvard Growth Study や英国の Harpenden Growth Study のように組織的に研究資料として扱われていないために研究の遅れが生じている．文部科学省による学校保健統計調査報告書による結果（特に身長，体重，座高）が小学校 1 年生から高校 3 年生まで，健康診断票として記載されていることは世界的にもあまり例はないが，これらの資料が効率よく活用されているとはいえない.

　さらに，縦断的資料の分析手法については，まだ十分に確立されていないのが現状である．もちろん，分析手法の確立についてはさまざまな試みがなされている．先にも述べたように，Tanner（1962）の作図法もその 1 つである．また，横断的集団データを解析するための統計手法として，多変量解析，マルコフチェーン法等があるが，これらの手法は縦断的データに対して直接的な手法として扱えない欠点がある．アロメトリー方式（Asmussen と Nielson，1955；Komiya と Osaka，1975）も提唱されたが，時間的変異を扱っているにもかかわらず，2 変量の変曲点だけから発育現象を論じようとすることは，方法論からしても無理がある．このような中で，発育曲線に数学関数を fitting させる研究が，実は Quetelet（1835）以後，今日まで続いている．古くは指数関数，logistic 関数，Gompertz 関数が適用された．近年に至っては，ダブル logistic 関数，トリプル logistic 関数，複合 logistic 関数が開発され，spline 補間関数（平滑化も含めて）

や多項式等も適用された．しかし，適用に関しては fitting の精度や，spline 関数
のように節点をもつ区分多項式は微分を導けない問題があり，有効な理論的根拠
を備えた数学関数の確立は成就されているとはいえない．したがって，発育発達
曲線記述に対する新たな数学関数の確立が論議されることになる．

3．発育発達情報の科学

1）発育発達情報の解析手法

（1）一般 logistic 関数

logistic 関数が導かれた背景には，本章の冒頭で述べた Malthus の法則がある．
つまり，人口増加理論について幾何級数的に増加を示すとした数学的な手法であ
り，Malthus は本章の冒頭で示した（2-1）および（2-2）式（p21）を導いた．

（2-2）式から理解されるように，指数的増加を示すことになる．この数学的
アイデアを一般的に Malthus の法則と呼んでいる．実は，このアイデアからヴェ
アフルスト（Pierre Francois Verhulst：Notice sur la loi que la population suit dans
son accroissement, 1838）が以下の式を導きだし，この式が logistic モデルに至る
のである．つまり，人口の増加率が人口の関数になると考えると，

$$\frac{dN}{dt} = N\text{-}f(N) \cdots\cdots\cdots\cdots\cdots\cdots\cdots\cdots\cdots\cdots\cdots\cdots （2\text{-}8）$$

のようになる．（2-8）式の微分方程式を解くと，（2-9）のような一般 logistic
方程式が導かれる．

$$N(t) = \frac{m}{k + C_o e^{-mt}} \cdots\cdots\cdots\cdots\cdots\cdots\cdots\cdots\cdots （2\text{-}9）$$

（2-9）式を尾崎（1949）は世界に先んじて人の身長に対して適用するために，（2
-10）式に変形した．

$$F(t) = \frac{k}{1 + e^{a(t-b)}} + L \cdots\cdots\cdots\cdots\cdots\cdots\cdots\cdots （2\text{-}10）$$

（ただし，L は下限設定値，k は終末身長と下限設定値の差，a は s 字曲線の広
がり率，b は変曲点）

尾崎の logistic モデルは，世界に先駆け，さらに日本で初めて試みられた点は
大いに評価できる．t＝b/a の年齢が変曲点であり，正に身長の思春期ピーク年

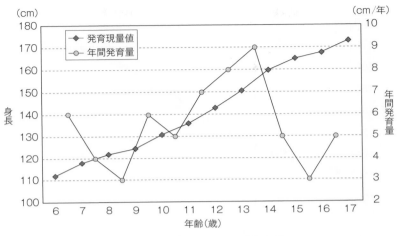

(cm) ... (cm/年)

図2-35　身長の素データを記述したグラフ

齢の特定を意味しており，客観的手法を求める立場からすれば，非常に意義ある
ものといえる．しかし，当てはまりの精度は決して良いとは言えず，素データか
ら導かれた思春期最大発育速度年齢との誤差が大となる可能性がある．

　そこで，図2-35はlogistic関数を実際に適用するために，ある身長発育デー
タを記述したグラフである．このグラフからPHV（peak height velocity）年齢
は13.5歳であり，PHVは9 cm／年と読みとることができる．しかし，これはあ
くまでもパソコンで記述した便宜的な数値である．また，9.5歳にはmid-growth
spurtのピークのような事象も検出されている．このように記述された身長発育
に対して，一般logistic関数を適用したグラフが図2-36である．

　logistic関数の微分である速度曲線を概観すると，基本的にlogistic関数はシ
グモイド状の曲線を描くために，速度曲線はグラフに示されるように山形の曲
線を描くことになる．その山形のピークは11.5歳を示し，その時点での速度は
9.74 cm／年であった．しかし，思春期ピーク年齢は素データから導かれたPHV
年齢より2年程度早い．素データのPHVでは9 cm／年であるが，logistic関数で
は9.74 cm／年を示し，比較的素データのPHVに近い．さらに，素データのグラ
フではmid-growth spurtのような事象が検出されていたが，logistic関数の微分
曲線にはそのような事象は検出されていなかった．結局，素データによる便宜的
なグラフであるが，そのグラフよりも得られる知見が少ないという問題点がある

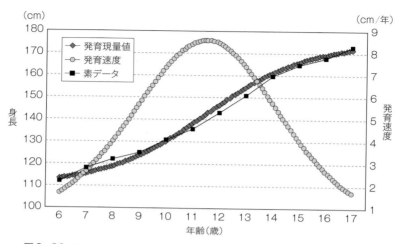

図2-36　logistic関数によって記述された身長発育現量値と発育速度曲線

のである．これ以上微分方程式から導かれた logistic 関数を議論しても，人の発育曲線を記述する最適な関数を導くことはできない．

（2）Gompertz 関数

Gompertz 関数は，logistic 関数と同系列の関数であるが，logistic 関数よりさらに早い時期に提唱されている関数であり，すでに Gompertz（1825）により提唱され数学的な枠組みは構築されている．人の発育曲線への適用も Nelder（1961）に先んじて，Deming（1957）が男子 24 名，女子 24 名の身長に Gompertz 関数を適用し，身長発育に対する fitting の精度を論じている．その後，Marubini ら（1971・1972）により logistic 関数と Gompertz 関数の発育曲線に対する fitting の精度の比較を検討したが，この時点では明確な差は導かれなかった．両関数とも初期値（下限の値）と上限の値によって fitting の精度が変わる性質を備えているため，個々のデータの違いにより両者の関数の精度が左右されるためと考えられる．ただし，関数曲線の形状から，身長発育のようなシグモイド曲線が弱い形質に対しては，Gompertz 関数の適用が妥当と思われる．

（2-11）が一般的に適用されている Gompertz 関数の公式である．

$$F(t) = L + ke^{-e^{a^{(t-b)}}} \quad\text{...}\quad (2\text{-}11)$$

（ただし，L は下限設定値，k は変曲点時の y 値から導かれた係数（y−L＝0.37k

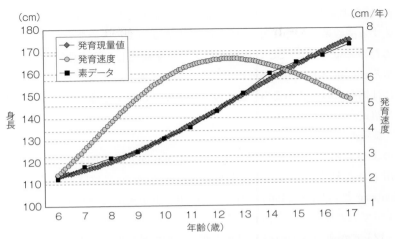

図2-37　Gompertz関数によって記述された身長発育現量値と発育速度曲線

…＞k＝（y−L）/0.37），a は曲線の広がり，b は変曲点．t＝b のとき変曲点を示し，（y−L）/0.37 が b 歳での速度量となる．

そこで，logistic 関数の場合と同様に，図2−35 の身長発育に対してGompertz 関数を適用したグラフが図2−37 である．

Gompertz 関数の微分である速度曲線を概観すると，Gompertz 関数の速度曲線の方は緩やかな曲線を描いている．そこで，思春期ピーク年齢を求めると，Gompertz 関数では 12.5 歳，その時点での速度は 6.83 cm／年であり，思春期ピーク年齢は素データから導かれた PHV 年齢より 1 年程度早い．さらに素データのPHV では 9 cm／年であるが，やはり速度値には問題があるようで，2 cm／年程度減少している．藤井（2006）の知見では，logistic 関数より発育現量値曲線の残差平方和からみれば Gompertz 関数の方が精度が高いと判断されており，速度曲線を実際に記述するとどちらの関数が当てはまりの精度が高いか判断が難しい．素データのグラフでは mid-growth spurt のような事象が検出されていたが，logistic 関数の場合と同様に，このような事象は反映されてはいない．

つまり，両関数とも fitting 系の関数であるために，観測データ点を通過していないので，常に当てはめの精度を議論しなければならず，局所的な事象には疎いことが理解される．いずれにせよ，logistic 関数や Gompertz 関数は古典的な数学関数であり，現在では人の発育曲線には活用されていない．しかし，

Gompertz 関数は日本の厚生労働省が扱っている平均寿命算出における生存曲線を構築する関数系として使用されている．したがって，人の発育現象を科学的に捉えるためには，図2-35に示した素データを記述した発育曲線上の局所的事象である mid-growth spurt が検出できる手法が必要といえる．そうであれば，理論的には補間系の関数が妥当であろう．そこで，次項では補間系の最適な関数である多項式について述べる．

（3）多項式

　このような流れと平行して多項式（polynomial）系の関数が発育プロセスに適用された経緯がある．その歴史的経緯は logistic 関数ほど古くはないが，Vandenberg と Falkner（1965），Welch（1970），Joossens と Brems-Heyns（1975）らによって人の縦断的な身体的発育データに適用された研究がある．

　（2-12）式が多項式の一般型であるが，この関数の利点は logistic 関数で記述できなかった発育プロセスの増減現象に対して適用できる点である．特に，年間発育量としての速度曲線の記述には有効とされる．もちろん，微分に対しても自由度があり，発育現量値の補間曲線をそのまま微分して速度曲線を得ることも可能である．しかしながら，関数の本質的な問題により Hauspie（1989）も指摘しているように，whipping 現象（鞭のしなるような現象）がデータによっては生起するため，生物学的現象を反映しない欠点がある．

　今，x 軸上にある n 個の標本点 x1，x2，…，xn が与えられているとする．このとき，これらの標本点をつないだある g（x）という関数を想定すれば，その g（x）に一致するような n−1 次の多項式 fn（x）を 1 つ定めることができる．

　多項式の一般式は（2-12）のとおりである．

$$y = b_0 + b_1 t + b_2 t^2 + \cdots b_n t^n \quad\quad\quad (2\text{-}12)$$

　また，（2-12）式は（2-13）式のように表される．

$$f(x) = \sum_{i=0}^{n-1} a_i x^i \quad\quad\quad (2\text{-}13)$$

　（2-13）式を実際に与えられた年齢時の体格および運動能力値データに適用する．（2-13）式によって導かれた曲線は現量値曲線として扱われ，そして，（2-13）式を微分することにより得られた曲線または直線は速度曲線となる．（2-13）式を微分すると以下のようになる．

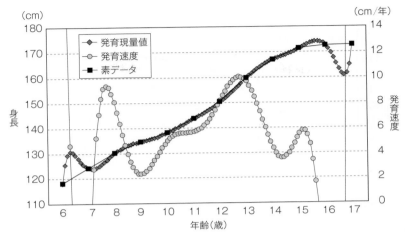

図2-38　11次多項式によって記述された身長発育曲線

$$f(x) = \sum_{i=0}^{n-1} ia_i x^{(i-1)} \quad \cdots\cdots\cdots\cdots\cdots\cdots\cdots\cdots\cdots\cdots\cdots\cdots\cdots \quad (2-14)$$

　図2-38は，ある男子の6歳から17歳までの身長発育データに対し，（2-12）式から（2-14）式を参照して，11次多項式を適用したものである．このグラフからわかるように，データの端における曲線の挙動にHauspie（1989）が指摘した現象が示されている．彼はwhipping現象といっているが，またの名称をRungeの現象ともいわれている．このRungeの現象は，補間するべきデータ点が多くなればなるほど，補間関数の軌道を大きくスケールアウトする現象で，このグラフのようにすでに11次多項式でRunge現象が検出されている．しかし，次数が比較的少なくて済むデータの補間には局所的事象を反映できる有効性がある．

　そこで，図2-39，図2-40は，幼児期に限って身長，体重の発育を6次多項式で記述したグラフである．身長と体重の発育現量値曲線をみると，わずかではあるがシグモイド状の曲線を示した．そこで，微分された速度曲線をみると，身長，体重ともに局所的極大速度（local peak velocity：LPV）を検出している．身長のLPVは5.95歳，体重は5.55歳を示した．つまり，身長と体重は年長で一旦発育が促進されることになる．このように，多項式の微分である速度曲線から判断すると，身長では5.95歳，体重では5.55歳でLPVが出現しており，身長と

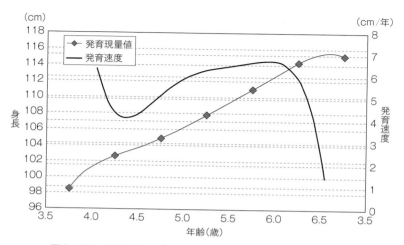

図2-39　6次多項式によって記述された幼児期の身長発育曲線

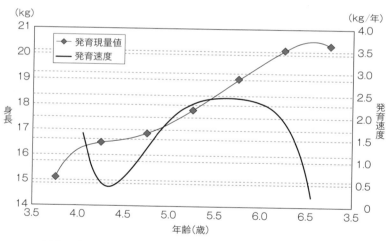

図2-40　6次多項式によって記述された幼児期の体重発育曲線

体重の発育速度のspurt事象がほぼ同時期に出現したことは，横断的データであることを考慮すれば，平均的には5歳から6歳にかけて体格発育の速度変化が示されたことになる．藤井（2006）の報告からも幼児期では体格発育のLPVが検出されており，次数の少ない多項式から導かれた知見を肯定するものといえよう．

　しかしながら，6次多項式といえども，やはり両端部における必要以上の曲線

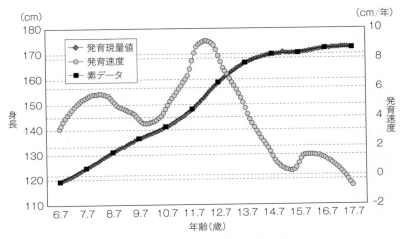

（cm）／（cm/年）

凡例：
- 発育現量値
- 発育速度
- 素データ

身長／発育速度

年齢（歳）

図2-41　スプライン関数によって補間された身長発育曲線

上に検出される波動現象は多項式の欠点といえる．そこで，このような欠点を克服するために生まれたアイデアが spline 補間である．

（4）spline 補間

（2-15）式は spline 関数の一般型である．spline 関数 $S(x)$ は節点 ξ_j（i=1，2，…，n）をもつ m 次の切断べき関数（local polynomial，区分多項式）である．通常区分内においては，m=3 として，cubic polynomial（三次多項式）を適用するため cubic spline ともいわれている．したがって，関数の本質上，発育現量値に対する当てはめは，与えられたデータ点をすべて通るように構成されるため，spline 補間（spline interpolation）ともいわれている．実は，このアイデアは，Tanner（1962）の作図法から派生された自在定規の意味として使われており，発育曲線を滑らかに記述するということである．この意味において，spline 関数は logistic 系モデルのように精度の議論は不要である．

$$S(x) = P_m(x) \sum_{i=1}^{n} C_i(x-\xi_i)^m \quad\cdots\cdots\cdots\cdots\cdots\cdots\cdots\cdots\cdots\cdots\cdots\cdots\cdots\cdots (2-15)$$

図2-41 はある男子の 6 歳から 17 歳までの身長発育データに対し spline 関数を適用したものだが，このグラフから明らかなように，多項式と比較して端の whipping 現象は現れていない．したがって，発育現量値への適用は多項式より有効であると考えられる．しかし，関数の本質的な問題として，節点をもつ区分

多項式のために，微分による速度曲線を導くことができない欠点がある．図2－41では，便宜的に現量値曲線に適用した spline 関数の差分を求めて速度曲線としている点に留意してほしい．

　Gasser ら（1984・1985）は身長の年間発育量に対して Kernel 密度関数を適用し，速度曲線と現量値曲線を記述することに成功している．しかし，年間発育量という逆から発育現量値を導いている点に年齢軸との対応関係上の問題があり，この手法では数学的理論的根拠が希薄となる．したがって，発育曲線を記述するため，これ以上の有効な手法を求めようとすれば，まず発育現量値に対する当てはめの精度は spline 関数以上であること，そして，多項式系のように微分に自由度があること，この2点に絞られると考えられる．このように考えると，多項式系において，標本数（観測データ点）：n に対し，次数を（n－1）次にとる Lagrange 補間，Chebyshev 補間が考えられる．しかしながら，現在までの所，これらの補間法を発育曲線に適用した研究はない．数学的には，他の関数モデルを構築し，そのモデル関数を補間するという方法で両補間法の有効性を説明している．

　これまでの精度の議論は，観測データ値を線形でつないだ曲線，いわゆる折れ線グラフ的な曲線が真の発育曲線モデルのように考えられてきた経緯がある．故に，そのモデル曲線に最も近い曲線を描くことに焦点が絞られてきた感がある．特に，トリプル logistic 関数等は観測データ値を線形でつないだ曲線に近くなる．しかし，速度曲線となると発育現象を反映しない問題がある．そこで，interpolation 系の関数は精度の議論が不要なため，微分が速度としての有効性が認められれば実用化される．したがって，多項式系，spline 関数以上に有効性の高い補間法を開発することが必要となる．

2）発育発達情報と数学関数

　これまで発育発達情報の解析手法について述べてきたが，基本的に数学関数を適用してきたわけである．当然であるが，現象を普遍化しようとすれば，数学的な対応が不可欠であろう．収集されたデータを情報として扱えば，その情報を計量化しなければならない．それは正に数学的な記述が必要となる．しかしながら，発育発達データを情報として扱うならば，その情報を計量化するシステムが必要であるが，実は，今までそのシステムが確立できていなかったのである．そこに

発育発達現象解明の立ち後れがある．第2節での，発意発達学の歴史的意義の項で述べたように，発育発達現象に数学関数を適用する試みはそれほど古くなく，比較的新しい発育発達研究の課題といえる．そこで，従来までの発育発達と数学関数との関係について，その経緯を整理し，最新の発育発達情報を計量化するシステム情報を提供したい．

（1）数学関数適用の経緯

第2節での発意発達学の歴史的意義の項で，Quetelet（1835）の業績について述べたが，実は，彼は発育発達研究において大きな誤ちを犯しているのである．それは，思春期ピーク現象を見逃した点である．しかし，彼は発育発達学における科学的基盤の模索には大きな貢献を果し，発育発達研究における統計手法の確立はもちろん，発育曲線に数学関数を fitting させる試みは，普遍的法則性を求めようとする試みといえる．数学関数を人の発育曲線に fitting させる本格的な取り組みは，Jenss と Bayley（1937）と Count（1943）が出生から7〜8歳までに対して行っている．ここで問題とされるのは，なぜ人の発育曲線に対し数学関数を適用するのかということである．ここに至る過程については，生物学と数学を結ぶ接点の議論が浮上してくるわけである．そして，この議論の基礎的な核を成したのが，人口増加理論について幾何級数的に増加を示すとした Malthus の法則である．

実は，logistic 関数は人口予見の方程式として活用されてきた経緯がある．Pearl と Reed（1920・1925）は米国の人口増加に適用したが，以後20年程度しかその予見性は保証されなかったために，人口増加理論としての価値を減じていった．しかしながら生物の増殖モデルとしては，これ以後多くの研究者によって適用され確かめられている．そして，このような生物学と数学を結ぶ歴史的背景から，人の発育プロセスに logistic 関数を当てはめる理論的根拠が構築されたといえる．

つまり，記述するべき現象が数学的に連続であると仮定することにある．このような仮定の基に，数学関数が生物（特に微生物）の増殖過程，さらには人の発育プロセス（特に身長）の記述に適用される背景が明確化されたことになる．

このように発育現象を普遍化しようとすれば，その複雑な現象を数学関数に投射することによって，単純なパラメータを導くことであろう．logistic 関数の場合であれば，指数部のパラメータが曲線の広がりや，速度の変曲点を示す意味を

もっており，単純なパラメータが現象の一般的法則性を導こうとしているのではないだろうか．このようにして発育現象解明のために数学関数の適用が試みられるに至ったのである．

（2）数学関数適用の理論的妥当性

　これまで述べてきたように，発育現象を記述するための数学関数に関しては，まだ多くの問題点が残されているといえる．それは，発育現象の真の姿がみえていないために，適用された数学関数が何を意味しているのか，その点が明確ではない．つまり，現在までのところ，真の人の発育曲線は不明である．したがって，従来まで試みられてきた数学関数の適用研究は，観測されたデータ点を結んだ線形の曲線に対してうまく当てはまっているか（どの程度 fitting の精度がよいか）を検討してきたわけである．その線形の曲線が，発育現象の視覚的な実態としての理論的背景を内包している．たとえば，logistic モデルの適用に関しては，Scammon の発育曲線と同様に生の観測データによる曲線がS字状曲線であることがその適用背景にある．しかし，Scammon の発育曲線の中には，S字曲線を示さない曲線モデルもあり，このモデルに関しては関数の適用例はあまり示されていない．また，別の角度から，標準発育モデルの作成にあたって，曲線の滑らかさを求めるために適用された多項式系の関数もある．いずれにしても，数学関数適用の理論的背景は，観測データによる生の曲線の概観から判断されているわけである．

　そこで，もう一度発育現象に対して数学関数を適用する場合の仮定を考えてみると，発育現象は本質的には細胞の増殖によるものであり，本来は不連続な数値となるが，それを連続な数値を取るものと仮定するところから数学関数適用の条件が構築されるわけである．そして，発育は生まれてから常に増殖し続け，経験的には20歳前後で停滞することになる．もちろん，形質によっては異なるが，そのプロセスがシグモイドと呼ばれるS字状曲線を形成することに，関数（特に，logistic モデル）適用の理論的根拠が見いだされる．また，グラフィック的に発育曲線の滑らかさを求めようとした根拠に対しては，多項式系の関数適用が考えられた．しかしながら，これら数学関数の発育曲線に対する fitting の精度や，適用に対する理論的根拠の問題等，十分に検討されているとはいえない．

　Togo と Togo（1982・1988），Kobayashi と Togo（1993）は，身長を月1回測定，1日1回測定というように，測定間隔を狭めていった研究を行った．通常は1年

に1回か2回程度の測定値を関数適用に使っている．TogoやKobayashiらのように測定間隔を狭めていくと，発育曲線の概観がまったく異なった様子である波動現象を示すようになる．このように，測定間隔を狭めるという，発育現象を異なった角度からアプローチすることにより，まったく別の現象が生起することになる．しかし，測定間隔が異なることにより，発育現象が本質的に異なるとは考えられない．

そこで，Fujii（2006）は東郷のアイデアをさらに発展させ，時間軸に沿って無限に分割していく測定点というものを考えた．その測定点に対し時間軸を拡大，縮小することにより，その測定点を結ぶ曲線は自己相似的な曲線を形成するのではないだろうか．このように考えると，測定間隔の違いによる発育の概観が理論的に説明がつく．ところが，逆にこのような事情を説明できる数学関数を構築することは難題である．このような発育現象に従来までの数学関数を適用することはすでに無意味といえる．このように，新たな発育現象に対する理論的背景の構築を検討することが今後の課題といえるのではないだろうか．

藤井（2006）はすでにこの理論的背景に対して独自のアイデアを展開し，理論的背景を満足するための手法としてウェーブレットの導入を試みた．ウェーブレットに関する詳細は次節で述べるので，ここではウェーブレット関数の式だけ示しておくと，通常，実用のためにうまく離散化すると以下の式になる．

$$f(t) = \sum_{j,k} a_{j,k} 2^j (t-k) \quad \cdots\cdots\cdots\cdots\cdots\cdots\cdots\cdots\cdots\cdots\cdots\cdots\cdots\cdots \quad (2\text{-}16)$$

（j はスケール，k は位置（時刻）のパラメータ）

実用化としてはこの式が適用されるが，具体的な演算に際してはさらに複雑な式になる．通常，ウェーブレット解析はフーリエ解析と同じように時間－周波数解析に適用される．しかし，人の発育発達現象に適用した背景は，周波数解析に使用されるデータ数よりも少ないデータに対して旨く適用できた点にある．

ウェーブレット関数は補間系の関数であり，logistic系関数のような当てはめの精度の議論は不要である．さらにspline関数以上の精度が認められ，微分の実用性が整えば発育現象への適用に関して，従来の関数より優れた有効性を示すものと考えられる．そして，従来からの関数をウェーブレット関数で記述できるということは，発育における観測データ点の変化を厳密に近似できるということである．このことは，不明である真の発育曲線を近似できるという有効性を有す

ることで，特に，ウェーブレットが有する自己相似性（フラクタル性）は，発育現象が内包するフラクタル性の記述には有効と考えられる．藤井（2006）はウェーブレットを導入することにより，身長をはじめとして体格の発育パターンを解析したり，身長の思春期ピーク年齢をMPV年齢として特定することにより，成熟度の指標を導くことに成功した．そして，現在さまざまな発育現象への適用が試みられている．このように，ここでは発育現象適用への数学関数における歴史的経緯とその理論的背景の妥当性について議論し，その延長線上に藤井（2006）が提唱したウェーブレットの有効性を提示する．

3）発育発達情報とウェーブレット

（1）ウェーブレットとは

　ウェーブレット（wavelet）とは，元来「小さな波」あるいは「さざなみ」を意味する言葉である．工学分野では，振動や波動を扱う場合，局所的な振動波形を表す用語として古くから用いられてきた．現在のウェーブレット理論は，1980年代初頭にMorlet（1983）が考えた "wavelet of constant shape" を使った新しい時間周波数解析に始まるとされている．新しい時間周波数解析とは，フーリエ解析のように三角関数の波の重ね合わせで関数を表現するのではなく，短い波 "wavelets" の重ね合わせで関数を表現する．この解析には不確定性原理という大きな制限があり，時間と周波数の両方の情報を詳しく知ることができない．そこで，このような問題点を解決するためにはガボール（Gabor）変換という短時間フーリエ変換が適用されている．しかし，この方法にはいくつかの問題点がある．第1に，積分核の局所化は不確定性関係を通して周期性検出の精度の低下を引き起こす．第2に，時刻に関する分解能がある程度以上よくならない．第3に，核関数が互いに相似的になっていない．つまり，この方法では，フーリエ変換を周期性と相似性の両方を崩しながら局所化したものにしている欠点をもっていることである．

　実は，Morletは1975年頃，このガボール変換を適用して石油探査をしていたのである．しかし，ガボール変換による詳しい時間周波数解析をしても何ら新しい結果は導かれなかった．そこで，彼はまったく新しい発想のもとに1つの波を拡大・縮小して時間-周波数解析のできる短い波 "wavelet" を考え出したのである．そして，この発想は，Grossmannとの共同研究でウェーブレット変換とい

う形で理論的基礎を構築するに至ったわけである．しかしながら，このウェーブレット基底は直交系にならない欠点があり，その欠点を克服するために，1985年，Meyer（1992）により数学の分野として抽象的枠組が整えられ，積分変換の離散化が試みられ，滑らかなウェーブレットによる完全正規直交基底を組み立てることに成功したのである．

（2）ウェーブレット解析の数学的意義

時系列を扱う場合，フーリエ解析がよく知られている．多くの場合，高速フーリエ変換（FFT）などを用いて基のデータをフーリエ変換し，フーリエスペクトルを描いてみることで，主要な周期の同定が行われる．この場合，周期性の検出にはフーリエ変換の積分核である $e^{in\pi t}$ が周期関数だからである．また，周期性とは別の用途にフーリエ変換を用いる場合，データに含まれる相似性を検出する道具として利用する立場がある．通常，データの時系列が自己相似的な構造をもっている場合，スペクトルの形はベキ関数となる．このようにフーリエ解析は周期性と相似性の検出に優れている．しかしながら，いつもフーリ解析が便利なわけではない．フーリエスペクトルはフーリエ変換の位相部分を消去した量で時刻に関する情報を失っているため，スペクトルと局所事象との対応関係を見いだすことができない．そこで，このような欠点を克服するためにウェーブレット解析が提唱された．つまり，データのもつ局所相似性の解析には最適であり，特に，スペクトルのベキ則を伴う現象の解析やデータ関数の各点ごとの特異性強度の検出には非常に有効といえる．このように，今まで述べてきたことは数学的な理論的根拠に基づく事実であり，明確なウェーブレット解析の有効性を示す解釈といえる．このことを数学的に端的に示すと次のような数式で説明される．

$$f(t) = a_O + \sum_{n=0}^{\infty} (a_n \cos n\pi t + b_n \sin n\pi t) \cdots\cdots\cdots\cdots\cdots\cdots\cdots\cdots\cdots\cdots\cdots (2\text{--}17)$$

（2-17）式は一般的なフーリエ級数である．この式をオイラーの公式に従って変形すると（2-18）式になる．

$$f(t) = \sum_{-\infty}^{\infty} c_n e^{in\pi t} \cdots\cdots\cdots\cdots\cdots\cdots\cdots\cdots\cdots\cdots\cdots\cdots\cdots (2\text{--}18)$$

（2-18）式から理解されるように，関数の異常性（不連続性）等はフーリエ係数 C_n の減衰オーダーに反映されているものの，その異常性を正確につきとめることはできない．この異常性を正確につきとめるためには上式に時刻のパラメー

タを加える必要がある．実はその発想がウェーブレットになるわけである．今，2つの実数パラメータ a, k を用いて作られる特殊な関数 $\psi(x)$ を（2-19）とする．

$$\psi_{a,b}(t) = \frac{1}{\sqrt{|a|}}\ \psi\ \frac{(x-k)}{a} \cdots\cdots\cdots\cdots\cdots (2\text{-}19)$$

（2-19）式からわかるように，元の関数（通常は mother wavelet と呼ばれている）$\psi(x)$ を横軸に a 倍，縦軸に $1/\sqrt{|a|}$ 倍それぞれ拡大した後，さらに横軸に k だけ平行移動させたものである．フーリエ級数と根本的に違う点は時刻のパラメータとしての k が設定されていることにある．すなわち，ウェーブレットとは基本的に相似的変形と平行移動によって得られる一群の関数のことである．

さて，ここでやみくもにウェーブレットを集めても実用にはならない．通常，実用のために旨く離散化すると以下の式になる．

$$f(t) = \sum_{j,k} a_{j,k}\ \psi\ (2^j t - k) \cdots\cdots\cdots\cdots\cdots (2\text{-}20)$$

（2-20）式はウェーブレット展開式で，実用として用いる場合は2のベキ乗としている点である．j はスケール，k は位置（時刻）のパラメータである．通常，実用化としてはこの式が適用されるが，具体的な演算に際してはさらに複雑な式になる．

以上の数学的説明は，一般的にはスペクトル解析に適用されるが，成長曲線記述に対する発育学的意味を与えているわけではない．そこで，成長曲線記述に対して適用される形としては，データとデータの間を滑らかに補間することが必要であり，そのための補間アルゴリズムをウェーブレット補間法という形で以下に示す．

（3）ウェーブレット補間法

身長などの発育曲線は滑らかな $L^2(R)$ − 関数 $F(t)$ と表せることを仮定する．この発育曲線 F は多重解像によりウェーブレット級数（2-20）として表現できる．ここで提唱するウェーブレット補間法（WIM）は，観測データと一致し，各データの間を補間し，その上，$F(t)$ の近似となっている関数を求め，F の時間微分である発育速度曲線のピークの性質を調べる方法である．WIM の手順は以下のとおりである．

（1）測定データ「$(t_i,\ y_i)$：$i=1,\ 2,\ \cdots,\ 12$」を得る．ここでは，t_i は年齢，y_i は体格項目の現量値とする．

（2）Meyer Wavelet「$\psi(x)$」と「$\psi'(x)$」を構成する．

（3）Meyer Wavelet を次の条件を満たすように調整する．

t＜0 または t＞1 のとき，「$|\psi(x)|\leqq e$」（e＝0.01 にとる）

（4）次の条件を満たす 12 個の整数の組（j，k）を決定する．

ただし，j≦P（P は 2 または 3 とする），−10 ≦ k ≦ 10 とする．

$$|\psi(2^j t_i - k)|\leqq e \quad\cdots\cdots\cdots\cdots\cdots\cdots\cdots\cdots\cdots\cdots\cdots\cdots\cdots\cdots\cdots（2-21）$$

（5）観測データから Wavelet function $\psi(2^j t_i - k)$ を係数とする連立方程式の解
としてウェーブレット係数「a_{jk}；j，k」を求める．ただし，j，k は（4）に
おける条件を満たし，（j，k）＝（j_1，k_1），…，（j_{n1}，k_{n1}）のようにとり，
j，k の任意の組み合わせによる連立方程式を決定するものとする．

$$y_i = \sum_{j,k}^{n_1 n_2} a_{jk} \psi(2^j t_i - k) \quad\cdots\cdots\cdots\cdots\cdots\cdots\cdots\cdots\cdots\cdots\cdots（2-22）$$

$$y_n = \sum_{j,k}^{n_1 n_2} a_{jk} \psi(2^j t_n - k) \quad\cdots\cdots\cdots\cdots\cdots\cdots\cdots\cdots\cdots\cdots（2-23）$$

（6）（5）で求めた $\{a_{jk}$；j，k$\}$ を係数とする近似関数 F_n，f_n のグラフをコン
ピュータで描く．

$$F_n(t) = \sum_{j,k}^{n_1 n_2} a_{jk} \psi(2^j t - k) \quad\cdots\cdots\cdots\cdots\cdots\cdots\cdots\cdots\cdots（2-24）$$

$$f_n(t) = \sum_{j,k}^{n_1 n_2} 2^j a_{jk} \psi'(2^j t - k) \quad\cdots\cdots\cdots\cdots\cdots\cdots\cdots（2-25）$$

（7）近似曲線のコンピュータシミュレーションから一次導関数 $f_n(t)$ の極大値
である MPV の時点 t をまず判定し，その判定された区間において，$F_n(t)$
の二次導関数 $f_n'(t) = df_n(t)/dt = 0$ となる時点 t を計算し特定する．

（4）当てはめと補間の差違

ここまで，ウェーブレット補間法の説明と算出上のプロセスを述べてきたが，
ウェーブレット関数は明らかに補間関数としての立場を取る手法である．そこで，
従来まで活用されてきた logistic 系の関数は補間（interpolation）ではなく当てはめ（fitting）系の関数であり，発育曲線を記述する場合，どちらの関数系がより
最適なのかを議論する必要がある．もちろん関数の性質が異なるので，一概にど
ちらが最適であるかを決定することは難しいが，両手法の違いを明らかにするこ

とは可能と考え，当てはめと補間の差違について述べることにする．

　実は，当てはめと補間の概念は，数学的には明らかに異なった使い方がなされている．しかし，発育現象への適用に際しては，両概念は同意語として扱われる場合がある．したがって，この両概念について後の議論を踏まえながら，発育学上の意味を明確にしておく必要があろう．

　当てはめの概念とは，発育プロセスにおける時間的変異につれて観測されたデータ点を線形でつないだ曲線に対して，その概観に類似した曲線を構成することである．たとえば，類似曲線の構成関数として，logistic 関数や Gompertz 関数がよく知られている．補間の概念とは，発育プロセスにおける観測されたデータとデータの間を滑らかにつなぐ（補間する）ことにより，与えられたデータが示す現象の変化を近似的に描く曲線を構成することである．このような数学的補間公式として多項式や spline 関数がよく知られている．

　Hauspie（1989）は，発育曲線に適用した数学関数モデルを Structural model（概念構成モデル）と Nonstructural model（概念構成のないモデル）に分類し，Structural model には fitting 関数が，Nonstructural model には補間関数が含まれることを提示している．

　発育学上において，両概念を区別してみると，当てはめの概念においては関数の精度の議論がそのまま関数の有効性に反映されるが，補間の概念では関数の精度は議論できない．つまり，fitting 関数では観測データ点を通過するように構成されていないので，観測データ点との誤差を検討すれば精度は議論できるが，補間関数では観測データ点を通過するように構成されているので，その点については fitting 関数の場合と同様な方法で議論することは不可能である．しかも，真の発育曲線は不明であるから判断するための基準がない．

　このように考えると，fitting 関数と補間関数の精度を議論した場合，当然，補間関数の精度が高いことになろう．しかし，ここで両概念における関数の生物学的意味における有効性を求めようとする場合，精度上の議論だけで判断できるのであろうか．つまり，それは必ずしも観測データ点を通過しなくともよいとする考え方があるからで，たとえば，発育評価の基準を導くための標準発育曲線を記述するような目的の場合であれば，観測データ点の通過の必要性は考えなくともよいであろう．しかし，発育曲線そのものを解析しようとすれば，観測データを忠実に反映する必要がある．このように，解析目的により有効性の捉え方が異な

る感があるが, いずれにせよ発育現象を解明しようとすれば, いかなる解析目的にせよ, 曲線近似の程度が高い関数系を選択すべきであろう. したがって, 不明な曲線を近似しようとする場合, 少なくとも観測データ点を通過するように構成することは, 精度の議論における重要な必要条件と考えられる.

(5) ウェーブレット補間法の有用性

ウェーブレット補間法の有効性については, すでに藤井 (2006・2008) が述べており, その詳細は割愛するが, 実際のウェーブレット補間法の活用については少し触れておきたい.

人の成長については, 世界で最も古いとされるゲノード・モンベヤール (Philibert, Guénaue de Montbeillard) の息子の身長発育はよく知られた事実である. ことの発端は, 18世紀におけるフランスの博物学, 植物学の権威であるジョルジュールイ・ルクレール・ド・ビュフォン (Georges-Louis Leclerc, Comte de Buffon) が, その友人であり研究の助手であるモンベヤール伯爵を説得し, 彼の息子の身長を生まれたときから成人の18歳までを記録させたことにある. この身長の記録が世界で最古とされるのは, モンベヤールは何と1759年から1777年まで丹念に, 時には1年に2回測定し続けたのである. そして, 友人であるBuffon (1877) は Histoire Naturelle 誌にこの身長の縦断的発育データの解析結果を発表している. Buffon はこの発表の中で, すでに身長発育における思春期急増現象について報告している.

図2-42 はモンベヤールの息子の身長記録を6歳から18歳までに限って記述したものである. このグラフでは, 発育現量値は単なる折れ線グラフであり, 速度曲線は年間発育量をそれぞれの年齢軸の中点に合わせてプロットした点を結んだものである. このグラフからは, 思春期急増現象によるピークが明確に読み取れ, また思春期ピーク以前にもわずかな局所的ピークがみられる. しかし, このような折れ線グラフで記述している限り, 速度曲線は正確な挙動を示しているとはいえない. つまり, 年間発育量は速度ではないし, さらにその年間発育量と年齢軸が合致しているわけではない. したがって, このような問題点を解決する意味からウェーブレット補間法によってモンベヤールの息子の身長記録を記述した.

図2-43 はウェーブレット補間法を適用してモンベヤールの息子の身長発育を記述したグラフである. このグラフには, 発育現量値曲線と発育速度曲線が描

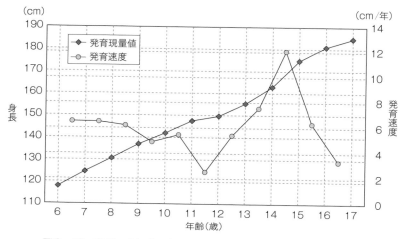

図2-42　素データによるゲノードモンベヤールの息子の身長発育

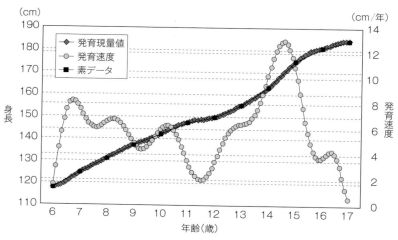

図2-43　ウェーブレット補間法で記述したモンベヤールの息子の身長発育

かれており，速度曲線は現量値曲線を微分した曲線であり，正確な速度を示している．この速度曲線から判断すると，MPV年齢は14.6歳，そのときの速度は12.9 cm/年である．さらに，MPV年齢以前に出現するLPV年齢についても検出されている．LPV年齢は従来からの知見にある身長発育において，思春期ピーク以前に出現するmid-growth spurtといわれる事象と考えられる．

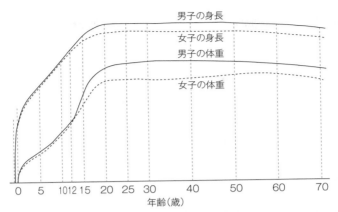

図2-44　Queteletによって作図された男女の身長と体重の出生から70歳までの加齢変化
(Quetelet A著，平　貞蔵，山村　喬訳（1939）人間に就いて　下巻．岩波文庫，附図3，岩波書店)

　しかしながら，1人の縦断的身長発育において思春期急増現象や mid-growth spurt の現象が検出されても，これらの現象が一般化されるとはいえないであろう．Buffon の発表後に Quetelet（1835）は「人間について」の中で，ベルギー人，フランス人数千人の平均的な身長・体重の発育を示し，人の身体の発育について論じているが，思春期急増現象については触れなかった．その後，Boas（1930・1932），Shuttleworth（1939）によって，人の発育には基本的には思春期急増現象が存在することが述べられている．そして，Scammon（1930）は人の発育曲線を4つのパターンに分類し，4つのパターンには必ず思春期急増現象が存在することを示した．このような経緯から人の身体的発育には思春期急増現象が認められると考えてよいであろう．

　図2-44は Quetelet が作図した男女の平均的な身長と体重の出生から70歳までの発育プロセスである．見た目にはスムーズに描かれているようにみえるが，あくまでも人為的な作図である．したがって，速度曲線が描かれることはできないので，発育速度の思春期ピークを検出することができない．結果として，Quetelet は思春期ピークの存在を否定したのである．

　図2-45，図2-46は，Quetelet（1835）の著書に表されている男女の平均的な身長と体重から思春期を示す時期（6〜18歳）のデータを抜粋し，そのデータに対してウェーブレット補間法を適用した．男子の身長発育では，MPV 年齢

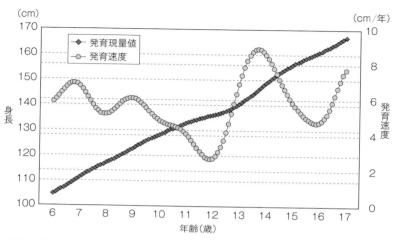

図2-45　ウェーブレット補間法によって記述したQueteletのデータから抜粋
された思春期前後の男子身長発育

が13.6歳で，その時点での速度は8.9 cm/年であった（図2-45）．女子の身長
発育では，MPV年齢は12.7歳で，その時点での速度は8.58 cm/年であった（図
2-46）．両グラフを観察するとMPV年齢以前にLPVが示されている．この事
象は明らかにmid-growth spurtの事象と考えられる．

　このようにウェーブレット補間法を適用することによって，思春期急増現
象やmid-growth spurt事象まで明らかにすることができたのである．恐らく，
Queteletは平均的な身長や体重の発育プロセスを滑らかに描き過ぎたために思
春期急増現象を見逃したと推測できる．さらにいえば，Tanner（1962）が指摘
するように個人のデータと集団のデータの間には位相差効果（phase difference
effect）が存在し，平均的なデータではピークがならされてしまう危険性がある．
このような位相差効果によってQueteletは平均的な発育データに煩わされたた
めに，モンベヤールの息子の身長発育に検出された思春期急増現象を否定したの
であろう．Queteletのこの見解はウェーブレット補間法を適用したことによって，
明らかに間違っていたことがここに証明されたといえる．

　ところで，Queteletは人間の発育で思春期急増現象を見落としたが，動物の発
育には思春期急増現象は存在するのだろうか．PearlとReed（1925）はラットの
体重を出生から成体までの発育プロセスに対してlogistic関数を当てはめ，その

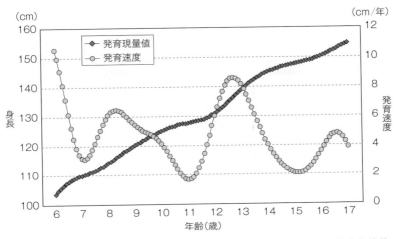

（cm）
（cm/年）

凡例：
◆ 発育現量値
○ 発育速度

身長

発育速度

年齢（歳）

図2-46　ウェーブレット補間法によって記述したQueteletのデータから抜粋
　　　　された思春期前後の女子身長発育

増大傾向を検討している．ラットの体重発育は logistic 関数が示すシグモイド状
の形状を示し，人の体重発育とは異なり思春期急増現象は示されてはいない．犬
や猫の体重発育についてもラットと同じような発育を示すようである（後の項で
猫の発育を示す）．では，ラット，犬や猫より大きな哺乳類ではどうであろうか．
たとえば，林田と山内（1969）の中型農馬の発育パターンや，光本ら（1973）の
ホルスタイン牛の発育パターンをみると，思春期急増現象は出現してはいない．
これら四足の哺乳類の場合は，出生から6カ月〜2年程度で成体になるので，人
のように20年をかけて成体になる場合とは異なり，成体への準備期間がほとん
どない．これは早く成体になることにより自然界で生き残るための進化の法則
でもある．したがって，ヒト科ヒト族への進化の過程は，脳を発育発達させるた
めには身体の発育発達を先延ばししながら成就する必要がある．その先延ばし
現象が思春期急増現象であると Sprague（2004）は述べている．その証左に濱田
（1999）は霊長類にも思春期急増期が存在することを示している．このように考
えると，人と動物（哺乳類）の発育パターンの決定的な違いは，思春期急増現象
の有無といえるのではないだろうか．そこで，限られた情報ではあるが，四足動
物として猫，牛，馬の発育パターン，霊長類としてニホンザルの発育パターンに
ついて，ウェーブレット補間法を活用し，さらにその有用性をみていくことにす

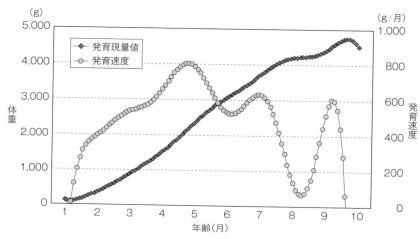

図2-47　ウェーブレット補間法によって記述したオス猫の体重発育現量値曲線
と発育速度曲線

る.

　図2-47，図2-48は，猫の雌雄の体重発育データに対してウェーブレット補間法を適用したグラフである．ちなみに，犬はおおよそ1〜2年で成体となるが，小型犬の方が早く成体になり，生後1年を過ぎると成犬に近くなるといわれているが，大型犬はだいたい2年といわれている．それに比べれば，猫はだいたい1年以内で成体となるようである．猫の雌雄の体重発育現量値曲線をみると，出生後3〜4カ月頃が顕著な増大を示しているが，メスの方が早く成体値を示すようである．さらに，速度曲線上に示されるピークはオスが4.2カ月，メスが3.7カ月とメスの方が少し早くピークを出現させている．従来までこのような解析結果が示されたことがないが，恐らく，体重の発育速度のピークは成熟度を意味する可能性が示されるのではないだろうか．犬の体重発育については示さなかったが，猫と同様に解析した結果，小型犬ではあるが，基本的には猫の体重発育パターンと類似していることが示された．つまり，猫も犬の場合も同じように速度のピークが成熟度の意味を有するのではないかと推測される．

　猫，犬の体重発育パターンをみたが，四足動物としては小型の場合である．そこで，大型の四足動物として牛，馬の形態発育についてみることにする．その前に，牛馬について一般的な見解を述べてからその発育パターンを論じることにす

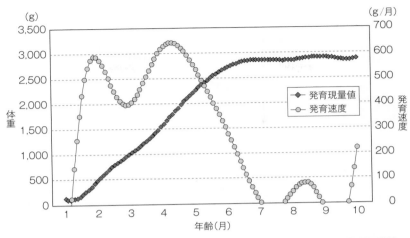

（g）
3,500
3,000
2,500
体
重
2,000
1,500
1,000
500
0

（g／月）
700
600
500
発
育
速
度
400
300
200
100
0

◆ 発育現量値
○ 発育速度

年齢(月)
1 2 3 4 5 6 7 8 9 10

図2-48　ウェーブレット補間法によって記述したメス猫の体重発育現量値曲線
　　　　と発育速度曲線

る．牛馬は，古来から人間の生活と密着して生存してきた．畑を耕したり，人を
乗せて移動したり，最終的には食肉用として食されてきた．近年では，牛は主に
食肉用として飼育されているが，馬は食用というより，戦前は軍事上の要求を満
たすことであったが，戦後は産業用馬として農業，輓乗，競走馬としての用途に
限られている．そして，牛は偶蹄類であり，馬は奇蹄類として分類されているが，
その成長パターンには類似性がある．牛馬の発育にも猫や犬と同じように思春期
急増現象がみられない．猪ら（1987）は人以外の哺乳動物では思春期の加速的成
長はみられないと述べている．

　熊崎ら（1955），林田と山内（1969）の中型農馬の発育パターンや，光本ら（1973）
のホルスタイン牛の発育パターンを概観すると，Scammon の発育曲線における
神経型のようなパターンを示している．牛馬は犬や猫科の四足動物と比べれば成
体は大きく，犬や猫が半年から1年で成体に到達するのに対して，少し時間がか
かるようである．盛田ら（1972），師ら（1985），光本（1986）の牛馬の発育プ
ロセスに対して，出生から36カ月（3年間）の時間変異に対して logistic 関数を
当てた報告があるが，要するに，牛馬の発育が完了するまでには3年程度かかる
ということである．しかし，出生から1年で急増の時期は終了しており，後の2
年間は漸増を示している程度である．

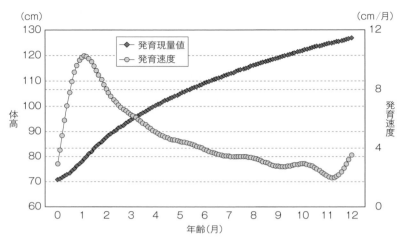

図2-49　ウェーブレット補間法によって記述した牛の体高の発育現量値曲線と
発育速度曲線

　そこで，犬と猫の場合と同じように牛馬の発育プロセスにウェーブレット補間
法を適用した．図2-49は牛の体高データ，図2-50は馬の体高データの出生
から12カ月までに対してウェーブレット補間法で記述された発育現量値曲線と
速度曲線である．牛馬にとって体高とは人でいう身長として捉えられる．牛馬の
計測には体高を始めとして，体長，胸囲，胸深，胸部幅，胸幅，十字部高，尻高，
腹幅，尻幅，尻長，管囲を含めて12の定められた測定部位がある．牛はそれに
加えて体重がある．したがって，猫や犬のように体重発育に関しては馬のデータ
がないので，牛馬に関しては体高の発育データを使用した点に留意されたい．牛
馬の両グラフをみると，発育現量値曲線は出生から5カ月までは顕著な増大を示
すのは牛馬に共通しているようである．このような傾向は盛田ら（1972），師ら
（1985），光本（1986）の牛馬の発育プロセスに対してlogistic関数を適用した場
合と類似している．

　しかし，彼らの報告には速度曲線は記述されていないので，発育率の変化がわ
からない．つまり，発育率の変化（速度）を知ることは発育の遅速や発育度合い
の優劣，さらには食餌の与え方を検討し，優秀な牛馬を育成するシステムが構築
できるからである．そこで，両グラフの速度曲線をみると，牛の速度のピークは1.1
カ月で出現しており，馬では0.3カ月で出現している．体高だけから判断すれば，

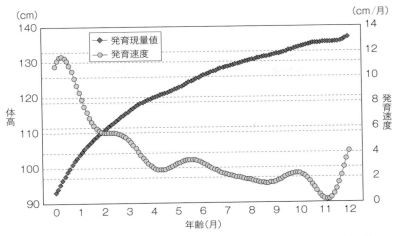

図2-50　ウェーブレット補間法によって記述した馬の体高の発育現量値曲線と
　　発育速度曲線

　馬の方が出生直後から速度の顕著な増大が示され，牛が少し遅れて速度の顕著な
増大を示す．したがって，牛馬における体高の発育パターンの違いは馬の方が速
度のピークが早いことであるが，他の測定部位の発育パターンについてはわから
ない．いずれにせよ，四足動物の発育パターンについて，ごく限られた情報から
得られた知見ではあるが，出生直後から速度の顕著な増大を示し，速度のピーク
を示すことが明確となった．そして，思春期急増現象は認められなかった．
　ここまで動物の中でも非常に限られた四足動物（猫，犬，牛，馬）の発育パター
ンについて，ウェーブレット補間法を適用することによってその発育パターンを
論じてきた．従来まで四足動物の発育を論じる場合，発育速度曲線について論じ
ることはなかった．それは当然のごとく，解析手法が確立できていなかったにす
ぎないからである．今回，示したように四足動物の発育速度曲線が解析されたこ
とにより，成熟の差違がみられたわけであり，飼育動物に食事の与え方を変える
ことで，その発育パターンが変化する可能性が示唆されたことは貴重な提言では
ないだろうか．これによっても，ウェーブレット補間法の有用性が理解されるで
あろう．
　そこでさらに，霊長類の発育パターンについてみてみよう．動物の中でもさら
に限られた霊長目，すなわちサルの発育パターンである．ところで，霊長類の最

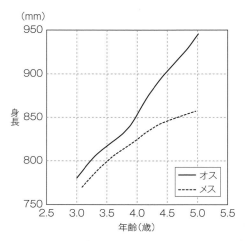

図2-51　ニホンザルのオスとメスの身長発育現量値曲線
(Hamada Y, Hayakawa S, Suzuki J, et al. (1999) Adolescent growth
and development in Japanese macaques (Macaca Fuscata):
punctuated adolescent growth spurt by season. Primates, 40: 39-453)

近の分類について少し触れておくことにする．チンパンジー研究では日本で第1
人者である松沢哲郎氏によれば，人とチンパンジーがごく近縁であることがわ
かってきた．つまり，従来ではチンパンジー，オランウータン，ゴリラをひとま
とめにしてオランウータン科として分類してきたが，人とチンパンジー，ゴリラ
をヒト亜科として，それに対してオランウータン亜科とする分類とした．ヒト亜
科にはゴリラ族とヒト族に分類され，ヒト族にはチンパンジー亜族とヒト亜族が
分類される．さらにヒト亜族には，原人であるアウストラロピテクス族等の系列
としてヒト族の中にわれわれ現代人であるホモサピエンスが分類される．

　そこで，霊長類でも日本に生息し日本人には馴染みが深いニホンザルについ
てみてみることにする．ニホンザルはヒト上科の横に位置するオナガザル上科
に分類される霊長目の真猿サルである．ニホンザルの発育データが簡単には入
手できないために，ある図表に描かれたグラフから読み取ることにした．図2-
51はHamadaら（1999）によって示されたニホンザルのオスとメスの平均身長
発育現量値曲線である．速度曲線については見せかけ上の速度なのでここには示
さなかった．そこで，ここに示された身長の発育現量値曲線を方眼紙上にはめ込
んで，3.0〜5.0歳の各年齢ポイントにおける身長を割り出して数値を決定した．

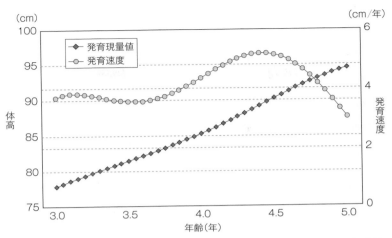

図2-52　ウェーブレット補間法によって記述したオスのニホンザルの身長発育
現量値曲線と発育速度曲線

その決定された身長値に対してウェーブレット補間法を適用したグラフが図2-
52，図2-53である．もちろん，実際の身長値がわかっていれば，さらに厳密
な曲線が記述できる．図2-52ではオスの身長発育速度のピークが明確に出現
しており，ニホンザルの成体年齢は8〜10歳と報告されているので，このピーク
は明らかに思春期ピークと考えられる．ピーク時の年齢を特定すると3.8歳であ
る．また，図2-53のメスの速度曲線ではオスほど明確なピークは出現してい
ないが，わずかな速度のピークが数値的には示されており，3.1歳と特定された．
Hamadaら（1999）はこのような事象について，ニホンザルには思春期ピークが
存在し，オスでは顕著に示されるが，メスではそれほどではないと述べている．
　ニホンザルの発育について，速度曲線を記述することで思春期のピーク年齢が
検出できた．このような知見はウェーブレット補間法の有用性が認められる事実
であろう．ここまでニホンザルの発育について言及してきたが，もう少しニホン
ザルの生態について補足しておこう．ニホンザルの平均的寿命は25〜30年と説
明されている．そのスパンの中で思春期ピークが3.5〜4歳で出現することは人
の寿命を75年程度とすれば単純に1/3に短縮されたと考えられる．しかし，こ
の論理は非常に短絡的であって，人以外の霊長類は"子ども期"が短いといわれ
ている．霊長類における"子ども期"とは，濱田（1999）によれば，離乳という行

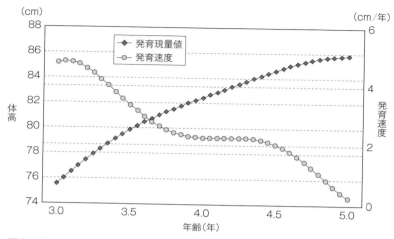

図2-53　ウェーブレット補間法によって記述したメスのニホンザルの身長発育現量値曲線と発育速度曲線

動面での判断から，出生から離乳までを幼児期，離乳から思春期開始（思春期ピーク年齢時）までを"子ども期"と区分している．ニホンザルの離乳時期は約半年くらいとされるので，ニホンザルの子ども期はメスで3年，オスで4年程度と推定される．ところが，人では離乳時期をだいたい2〜3歳頃とすると，思春期開始（思春期ピーク年齢時）は男子で13.5±1歳，女子で11.5±1歳と考えて，人の子ども期はだいたい9〜12年程度になる．したがって，ニホンザルの発育パターンは，幼児期が短く，その短い幼児期まで顕著な増大を示し，一旦発育が停滞し，短い幼児期と比較すれば比較的長い子ども期を経過して思春期に入り，明確な思春期ピークを出現し，8歳頃には発育は停止する．

　このように，ニホンザルの発育についてグラフから読み取った数値データの情報でウェーブレット補間法を適用し，オスザルの思春期ピークを検出することができた．ウェーブレット補間法の有用性がここに証明できたといえよう．ニホンザルの発育をウェーブレット補間法で解析しただけで霊長類の研究に口出しするつもりは毛頭ないが，チンパンジー，オラウータン，ゴリラはニホンザルより人に近縁であるので，思春期があると推測されてもおかしくないであろう．しかし，Bogin（1997），HamadaとUdono（2002）は，チンパンジー，オラウータン，ゴリラには思春期は人よりきわめて小さいと述べている．特に，チンパンジーに関

して思春期はないと報告している．そうなると，ニホンザルの発育パターンの方が人と類似しているかのようにみえるが，寿命はチンパンジーの方が45〜50年と長く，人への進化のプロセスと考えれば，思春期ピークの不明瞭さは何か重要な意味が含まれているのであろう．濱田（1999）は指摘しているが，恐らく，チンパンジーの生態学的特徴と社会的特徴によって，危険回避説が有力になったようである．つまり，食糧確保のための危険回避がチンパンジーの幼児期を長くしていき，成体までゆっくりと発育していくために，子ども期が短くなり思春期開始が不明瞭になっているようである．このようなチンパンジーの発育パターンを経由して，子ども期を長くすることによって脳の発達を優先させ，直立二足歩行を支えるための骨格形成を思春期急増によって成就させ，そのために思春期ピークが明確に出現する人の発育パターンに進化したのではないだろうか．あくまでも推測の域をでないが，今後の霊長類研究の新たな知見を期待したい．

文　献

浅井利夫（2001）子どものスポーツ医学．新興医学出版社.

Asmussen E, Nielson KH（1955）A dimensional analysis of physical performance and growth in boys. J Appl Physiol, 7 : 593 - 603.

Boas F（1930）Observations on the growth of children. Science, 72 : 44 - 48.

Boas F（1932）Stadies in growth. Hum Biol, 4 : 307 - 350.

Bogin B（1997）Evolutionary hypotheses for human childhood. Yearb Phys Anthropol, 40 : 63 - 89.

Buffon GL（1877）Sur I' accroissement successif des enfans in. suplemsnts a I'. Histoire Naturelle, Vol. 4, Imprimerie Royale.

Clarke J（1786）Observations on some causes of the excess of the mortality of males above that of females. Philosophical Transactions of the Royal Society of London, XⅥ : 122 - 130.

Count EW（1943）Growth patterns of the human physique : an approach to kinetic anthropometry. Hum Biol, 15 : 1 - 32.

Davenport CB（1926）Human metamorphosis. Am J Phys Anthropol, 9: 205 - 232.

Davenport CB, Rahn O, Maver ME, et al.（1939）Growth. Annual Review of Physiology, 1 : 81 - 109.

Deming J（1957）Application of the Gompertz curve to the observed pattern of growth in length of 48 individual boys and girls during the adolescent cycle of growth. Hum Biol, 29: 83 - 122.

Dietz JFG（1757）Dissertatio Inavgvralis Medica De Temporvm in Graviditate et Partv

Aestimatione. p61, Gottingae.

藤井勝紀（2002）身体発育現象としての mid‐growth spurt の検証．体育学研究，47：347‐360．

藤井勝紀（2006）発育・発達への科学的アプローチ‐発育・発達と健康の身体情報科学‐，三惠社．

Fujii K（2006）Connection between growth/development and mathematical function. International Journal of Sport and Health Science, 4: 216‐232.

藤井勝紀編著（2008）生涯発達の健康科学‐生涯にわたる健康への科学的探求‐，杏林書院．

藤井勝紀（2013）発育発達と Scammon の発育曲線．スポーツ健康科学研究，35：1‐16．

藤井勝紀（2015）スキャモンの発育曲線の諸課題．子どもと発育発達，12：243‐253．

Fujii K（2017）Re-verification with regard to Scammon's growth curve proposal of Fujimmon's growth curve as a tantative idea. American Journal of Sports Science, 5: 14‐20.

藤井勝紀，川浪憲一，長谷川泰洋ほか（1994）Wavelet 解析による身長発育の時系列分析．発育発達研究，22：21‐28．

藤井勝紀，川浪憲一（1995）Wavelet 補間法による男子胸囲の発育曲線から導き出される速度曲線および PCV 年齢の検討．学校保健研究，37：450‐459．

Fujii K, Kawanami K（1998）An analysis in regard to relationship between age at MPV of height and weight, and its sex difference. Japanese Journal of School Health, 40: 317‐331.

藤井勝紀，松浦義行（1996）男子体格の平均発育曲線から導き出される速度曲線の解析．体育学研究，41：247‐260．

Fujii K, Matsuura Y（1999）Analysis of the velocity curve for height by the Wavelet Interpolation Method in children classified by maturity rate. Am J Hum Biol, 11: 13‐30.

Fujii K, Mishima T（2012）Re-verification with regard to Scammon's growth curve: analysis based on wavelet interpolation model and cross correlation function. Journal of Education and Health Science, 57: 243‐251.

藤井勝紀，山本　浩（1995）身長の成熟別発育速度曲線の解析．体力科学，44：431‐437．

藤本薫喜，渡辺　孟（1967）日本人の体表面積に関する研究 第16篇 算出式‐その1‐一般用．日本衛生学雑誌，21：403‐406．

藤本薫喜，渡辺　孟，坂本　淳ほか（1968）日本人の体表面積に関する研究 第18篇 三期にまとめた算出式．日本衛生学雑誌，23：443‐450．

Gasser T, Kohler W, Muller HG, et al.（1984）Velocity and acceleration of height growth using kernel estimation. Ann Hum Biol, 11: 397‐411.

Gasser T, Muller HG, Kohler W, et al.（1985）An analysis of the mid-growth and adolescent spurts of height on acceleration. Ann Hum Biol, 12: 129-148.

Gesell A (1928) Infancy and Human Growth. Macmillan.

Gompertz B (1825) On the nature of the function expressive of the law of human mortality. Philos Trans R Soc Lond B Biol Sci, 115: 513-585.

濱田 穣 (1999) コドモ期が長いというヒトの特徴-成長パターンからみた霊長類の進化-. 科学, 69：350-358.

Hamada Y, Hayakawa S, Suzuki J, et al. (1999) Adolescent growth and development in Japanese macaques (Macaca Fuscata)：punctuated adolescent growth spurt by season. Primates, 40: 39-453.

Hamada, Y, Udono T (2002) Longitudinal analysis of length growth in the chimpanzee (Pan troglodytes). Am J Phys Anthropol, 118: 268-284.

Hauspie RC (1989) Mathematical models for the study of individual growth patterns. Revue d' Epidémiologie et de Santé Publique, 37: 461-476.

林田重幸，山内忠平 (1969) 中型農馬の発育に関する研究. 鹿児島大学農学部学術報告, 9：37-60.

Hellman M (1927) Changes in the Human face brought about by development. International Journal of Orthodontia, Oral Surgery and Radiography, 12: 457-516.

保志 宏 (1988) ヒトの成長と老化. てらぺいあ.

猪飼道夫，高石昌弘 (1967) 身体発達と教育. 第一法規出版.

猪 貴義，後藤信男，星野忠彦ほか (1987) 動物の成長と発育. 朝倉書店.

伊藤善也，奥野晃正，村上優利香ほか (1996) 肥満度判定のための幼児標準身長体重曲線. 小児保健研究, 55：752-756.

伊藤善也，上田 修 (2000) 幼児肥満の判定基準と身長体重曲線. 肥満研究, 6：80-81.

Jenss RM, Bayley N (1937) A mathematical method for studying the growth of a child. Hum Biol, 9: 556-563.

Joossens JV, Brems-Heyns E (1975) High power polynomial regression for the study of distance, velocity and acceleration of growth. Growth, 39: 535-551.

彼末一之，能勢 博 (2011) やさしい生理学. 南江堂.

川村仁視編著 (1982) 現代人の健康と運動. 杏林書院.

川村仁視編著 (1990) 新訂 現代人の健康と運動. 杏林書院.

木村邦彦 (1966) ヒトの発育. メジカルフレンド社.

小林寛道 (2003) 子どもの臓器の発育. 子どもと発育発達, 1：85-89.

Kobayashi M, Togo M (1993) Twice-daily measurements of stature and body weight in two children and one adult. Am J Hum Biol, 5: 193-201.

Komiya S, Osaka T (1975) A study on the growth patterns in boys (ranging from 6 to 14 years old) by the relative growth of height and body-weight. Research Journal of Physical Education, 20: 79-89.

熊崎一雄，田中英治，木原靖博（1955）和牛の発育に関する研究．中国農試報，B4：73 －108．

藏澄美仁，堀越哲美，土川忠浩ほか（1994）日本人の体表面積に関する研究．日本生気象学会雑誌，31：5-29．

Malina RM, Bouchard C（1991）Growth, Maturation, and Physical Activity. Human Kinetics.

Lotka AJ（1924）Elements of Mathematical Biology. Dover Publications.

Marubini E, Resele LF, Barghini G（1971）A comparative fitting of the Gompertz and logistic functions to longitudinal height data during adolescence in girls. Hum Biol, 43: 237-251.

Marubini E, Resele LF, Tanner JM, et al.（1972）The fit of Gompertz and Logistic curves to longitudinal data during adolescence on height, sitting height and biacromial diameter in boys and girls of the Harpenden Growth study. Hum Biol, 44: 511-523.

松尾　保（1988）小児保健医学 新版．日本小児医事出版社．

松浦義行（2005）身体的発育発達論序説．不昧堂書店．

松浦康之，横山清子，高田宗樹ほか（2006）健常女性を対象とした睡眠時における胃電図の周波数情報解析．生体医工学，44：560-566．

Meyer Y（1992）Wavelets and Operators. Cambridge University Press.

光本孝次，三好俊三，若林敏継（1973）乳牛の量的形質に対する統計的分析-ホルスタイン種雄牛の成長曲線の推定について-．帯広畜産大学学術研究報告，7：596-605．

光本孝次（1986）馬体各形質の成長曲線に関する研究．帯広畜産大学後援会報告，14：16-22．

水野忠文（1980）日本人体力標準表-身長基準の回帰評価法による-．東京大学出版会．

盛田信太郎，田島信一，相馬和男ほか（1972）黒毛和種，日本短角種およびヘレフォード種の発育曲線の推定について．帯広畜産大学学術研究報告，7：401-412．

Morlet J（1983）Sampling theory and wave propagation. NATO ASI Series, F1: 233-261.

村地俊二（2005）障害児の発達とその病像．子どもと発育発達，3：31-35．

Nelder JA（1961）The fitting of a generalization of the logistic curve. Biometrics, 17: 89－110.

日本栄養アセスメント研究会身体計測基準値検討委員会（2002）日本人の新身体計測基準値 JARD 2001．栄養評価と治療，19（suppl）：1-81．

尾崎久雄（1949）思春期の成長方程式．民族衛生，16：52-57．

Pearl R, Reed LJ（1920）On the rate of growth of the population of the United States since 1790 and its mathematical representation. Proc Natl Acad Sci USA, 6: 275-288.

Pearl R, Reed LJ（1925）Skew growth curves. Proc Natl Acad Sci USA, 11: 16-22.

Quetelet A（1835）Sur I' home et I' developpement de ses facultes. Essai sur Physique Sociale, Vol.2, Bachelier.（平　貞蔵，山村　喬訳（1939）人間に就いて，上・下．岩波文庫，岩波書店）

境田雅章，藤井勝紀，穐丸武臣ほか（2007）幼児の身体組成および骨密度（SOS値）の加齢変化と身体組成間の関係．発育発達研究，35：1-9.

Scammon RE（1927）The first seriatim study of human growth. Am J Phys Anthropol, 10: 329-336.

Scammon RE（1930）The measurement of the body in childhood. In: Harris JA, Jackson CM, Paterson DG, Scammon RE（Eds.）, The Measurement of Man. University of Minnesota Press.

師　守塋，平方　健，鈴木三義ほか（1985）非線形成長曲線モデルを用いたホルスタイン雌牛の成長に関する研究．帯広畜産大学学術研究報告，14：163-173.

Shuttleworth FK（1939）The physical and mental growth of girls and boys age six to nineteen in relation to age at maximum growth. Monogr Soc Res Child Dev, 4: i-291.

Sprague D（2004）サルの生涯，ヒトの生涯-人生計画の生物学-．京都大学学術出版会.

高石昌弘，大森世都子，江口篤寿ほか（1968）思春期身体発育のパターンに関する研究 第一報-男子の身長発育速度および体重発育速度について-．小児保健研究，26：57 -63.

高石昌弘，大森世都子，宮部麗子ほか（1969）思春期身体発育のパターンに関する研究 第二報-女子の身長発育速度，体重発育速度および初潮年齢について-．小児保健研究，26：280-285.

高石昌弘，大森世都子（1970）ローレル指数の年齢的推移に関する縦断的研究．学校保健研究，12：460-464.

高石昌弘，樋口満，小島武次（1981）からだの発達-身体発達学へのアプローチ-．大修館書店.

高石昌弘（2003）発育発達と子どものからだ．子どもと発育発達，1：9-12.

Tanner JM（1962）Growth at Adolescent, 2nd ed. Blackwell Scientific Publication.

Tanner JM（1978）Foetus into Man. Open Books.

Tanner JM, Whitehouse RH, Takaishi M（1966）Standards from birth to maturity for height, weight, height velocity and weight velocity: British children, 1965. Arch Dis Child, 41: 454-471.

Togo M, Togo T（1982）Time-series analysis of stature and body weight in five siblings. Ann Hum Biol, 9: 425-440.

Togo M, Togo T（1988）Initiation time of adolescent growth spurt estimated by a certain through in time-series analysis of monthly anthropometric and urinalysis data in five siblings. Hum Biol, 60: 223-235.

Vandenberg SG, Falkner F（1965）Hereditary factors in growth. Hum Biol, 37: 357-365.

Welch QB（1970）Fitting growth and research data. Growth, 34: 293-312.

山田　洋，加藤達郎，三上恭史ほか（2006）幼児の跳躍動作における運動伝導の評価．東海大学スポーツ医科学雑誌，18：62-68.

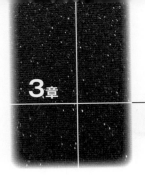

3章

発育発達の応用的実際

▌1．形態的要素の発育

　正常な人の発育発達情報を把握することは，正常範囲を逸脱した発育発達プロセスを評価することができ，この結果，疾病を回避することができる．たとえば，BMI の加齢変化が明確に示されれば，標準帯 ±0.5 SD，±1.5 SD という評価帯が構築でき，その評価帯を時系列的にみていくことができる．その結果，異常な発育状態が判定でき，さらに肥満，痩身，拒食症まで判定することが可能となる．そして，その中にはがん，内臓疾患，神経症などが内在している可能性を検出できる場合がある．したがって，人の発育発達情報からみえてくる発育発達の概観を理解することは重要なことである．2章の発育発達の定義において示したように，発育とは形態の出生から成人までの量的な時間的な変異である．したがって，ここでは，形態的な要素である骨格筋，内臓，神経系等の発育について述べていく．

1）骨格筋の発育

　骨の発育について述べる前に，骨の測定原理は2章の身体組成計測法の原理の項（pp50-51）で述べてあるので参照してほしい．まず，骨の形成メカニズムについて簡単に述べておく．骨形成のメカニズムは，軟骨内骨化と膜内骨化の2通りに大別できる．これは骨の種類によって異なることで，たとえば，頭蓋骨のような扁平な骨では骨の太さが増すような膜内骨化による機序に依存する．体幹を形成している多くの骨格等に代表される骨は，まず軟骨が形成され，その軟骨が骨へと置換されるプロセスを経る軟骨内骨化の機序によって依存されている．もちろんさらに複雑な機序によって骨は形成されるが，ここではこれ以上の言及は控えたい．要するに，骨の形成メカニズムを情報化するには，骨の重量と大きさを計量化することが必要となる．しかし，実際に成長期に測定することは不可能である．BIA 法によって推定骨量を測定することは可能であるが，一般的には推

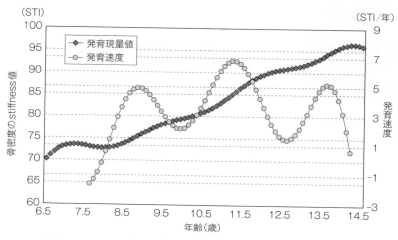

図3-1　ウェーブレット補間法によって記述した骨密度の加齢変化

定骨量より骨密度の測定がより骨を把握する場合には有効と考えられている．そこで，骨密度の加齢変化について述べておく．

　2章でも触れたように，骨密度の指標は，SOS値，OSI値，stiffness値（STI）があるが，ここではstiffness値による加齢変化について述べることにする．

　図3-1は，男子stiffness値の加齢変化をウェーブレット補間法で記述したグラフである．この骨密度のデータは縦断的ではなく横断的データであることに留意されたい．各学年におけるstiffness値のバラツキは大きく，平均値と標準偏差を十分考慮に入れる必要がある．そのように考慮された平均的なstiffness値の加齢現量値曲線がウェーブレット補間法により記述され，さらに微分された加齢変化速度曲線からstiffness値のMPV（maximum peak velocity）年齢が特定された．そのstiffness値のMPV年齢は11.2歳であった．このMPV年齢をpeak stiffnessと名称化することにした．

　図3-2は，身長のMPV年齢をstiffness値を算出した同じデータで示したものである．このグラフから判断すると，身長のMPV年齢は12.6歳であった．つまり，peak stiffness値は身長のMPV年齢より早く出現していることがわかる．この構図は，まず骨が固くなろうとし，その後に身長発育が促進される順序となる．このような身長との順序性の構図の中に，骨密度におけるpeak stiffnessの出現がさらに早く生起することになる．すなわち，発育現象における思春期急増

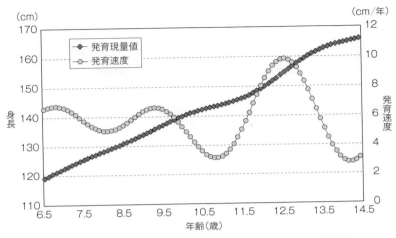

図3-2　ウェーブレット補間法によって記述した身長発育曲線

期の初期に骨密度の最大加齢変化速度が出現する．平均的な解析であるが，骨密度の充実した成就の結果が身長発育を促進する可能性が推測される．恐らく，思春期発現の機序において，大脳の上位中枢系ニューロンの影響が推測される．しかし，骨密度の個々の縦断的データから検証したわけではないために，これ以上の議論は差し控えたい．

　ここまで，筋が付着する骨，特に骨密度について述べてきたが，本項のテーマである筋の発育について述べることにする．筋は通常，筋力と合わせて話されることが多いが，ここではあくまでも筋の発育に焦点を当てて考えていきたい．筋の発育といっても，骨格筋のように随意的に身体を動かすために使われる筋もあれば，心臓壁の筋のように不随意的に動く筋もある．特に，心臓壁の筋は平滑筋ではあるが，骨格筋とは多くの点で性質が異なることから心筋とも呼ばれている．

　さて，筋の発育は筋が増大することであり，筋が増大するのは筋の構造上，筋線維が直接的に増える場合と肥大する場合がある．高石ら（1981）によれば，筋線維は出生直後までは増殖するが，それ以降は増えないと述べており，つまり，身長や体重が思春期急増期を示すときは，筋線維は肥大していることになる．さらに筋の構造からみれば，筋線維は筋原線維から構成されており，筋線維の肥大化は筋原線維が増殖していることになる．身体活動を生起するには筋の収縮が関与しており，筋原線維を構成しているアクチンとミオシン線維というタンパク質

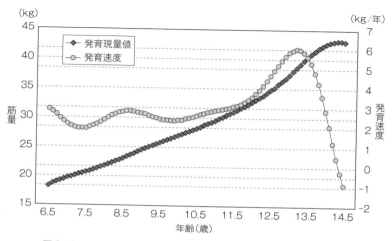

図3-3　ウェーブレット補間法によって記述した男子筋量の発育

がその収縮の鍵を握っている．筋収縮のメカニズムについては専門書に委ねるが，筋の発育は筋原線維の増殖に依存していることになる．

　臓器の発育はFujimmonの発育曲線を引用すれば一般型の発育パターンを示すので，筋の発育が筋原線維の増殖に依存するといっても，筋重量を問題にする限り臓器発育と同様に一般型パターンを示すことは高石ら（1981）や高石（2012）が示している．しかし，実際に筋量を測定することは困難である．Malina（1969）はクレアチニンの尿中に排泄される量から筋量を推定した．クレアチニンは筋代謝の副産物としてそのほとんどが筋重量に依存しているので，全身の筋重量の間接的な指標として使われているのである．近年では周知のように，BIA（bioelectrical impedance analysis）法が普及しており，簡易なBIA法による測定器などは家庭で重宝に使用されている．学術研究用にはさらに精度の高い測定器が導入されており，身体組成に関する貴重な研究知見が報告されている．BIA法の詳細は2章（pp50-51）を参照されたい．

　ここでは，BIA法を使用した筋重量の加齢変化をみていくことにする．図3-3，図3-4はウェーブレット補間法によって記述した男女における筋重量の発育現量値と速度曲線である．このグラフは小・中学生の学齢期における筋重量の加齢変化である．男子の発育速度曲線をみると，身長や体重発育と同様に思春期急増現象がみられる．男子の筋重量のMPV年齢は13.2歳となり，その時点での

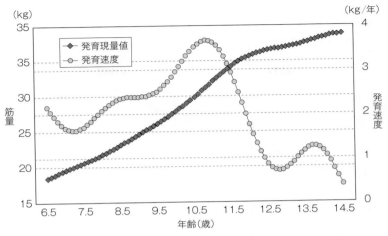

図3-4　ウェーブレット補間法によって記述した女子筋量の発育

速度は 6.02 kg/年であった．女子の筋重量の MPV 年齢は 10.8 歳で，その時点での速度は 3.65 kg/年となった．男女の筋重量の MPV 年齢をみれば明らかなように，女子の MPV 年齢の方が早くなっている．また，MPV は男子の方が高くなっていた．先にも述べたが，筋重量の発育は身長や体重発育，特に体重発育と類似している．筋重量は体重に占める割合が多いために，体重発育と近似していることが考えられる．BIA 法による筋重量は身体全体の筋組織の重量であり，骨格筋と内臓等の筋を含んではいるものの，その加齢変化が明確化された意義は大きいといえよう．しかし，ここで示した筋重量のデータは横断的データを使用しているために，平均的な筋重量の発育として理解されたい．

2）内臓，内分泌の発育

　内臓，内分泌の発育については，基本的には Fujimmon の発育曲線（Fujii, 2017）を参照すれば，一般型およびリンパ型として説明できる．内臓はほとんどが一般型に依存し，内分泌はリンパ型に依存する．そこで，ここでは限られた情報ではあるが，内臓の発育プロセスをウェーブレット補間法で記述した内臓の発育曲線を示す．一般型に依存する内臓は，心臓を初め，肺，肝臓，腎臓，膵臓，脾臓等があるが，ここでは心臓重量の発育を示す．

　図3-5は男子の心臓重量発育を 1〜18 歳までウェーブレット補間法で記述し

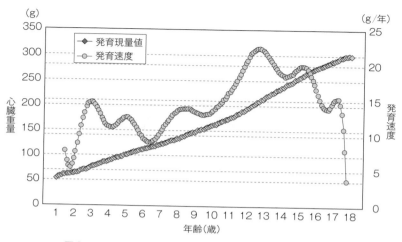

図3-5　男子における心臓重量の1～18歳までの発育曲線

たグラフである．出生時の心臓重量は男子で19 g，女子のグラフは示してない
が女子では18.6 g程度であり，1年間で男子54 g，女子49 g程度に発育する．
成人になると男子310 g，女子245 g程度と明確な性差が認められる．男子の心
臓重量の発育現量値曲線をみると，Fujimmonの一般型が示すシグモイド型とい
うより直線的な概観が示されている．しかし，速度曲線をみると12.7歳に速度
のピークが示されている．これは，心臓重量の発育が思春期に急増を示す明らか
な一般型の有するS字状パターンの証左である．発育パターンにおいては，速度
のピークは男女であまり変わらないことから性差は認められないようであるが，
女子の思春期ピークは男子より少し早いと推測される．この点は他の内臓発育を
解析した結果で判断したい．
　心臓重量発育に代表されるように，一般型は思春期における速度のピークが必
ず出現する．他の内臓においても同様の傾向が推測できる．そこで，図3-6に
示した男子肝臓重量の発育では，思春期のピークは13.5歳で明確に検出されて
いる．女子の発育グラフは掲載していないが，女子の思春期ピークは12.6歳で
あった．肝臓重量の場合，出生時で男子120 g，女子139 gと女子の方が大である．
生後1年で男子395 g，女子325 gと逆転し，成人の男子で1,400 gを示し（成人
後も少し増大を示す），女子は16～17歳頃に1,300 gの上限を示し，その後は少
しずつ減少する．このグラフから判断できることは，肝臓重量の発育は女子が男

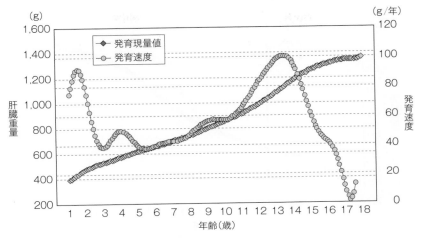

図3-6　男子における肝臓重量の1～18歳までの発育曲線

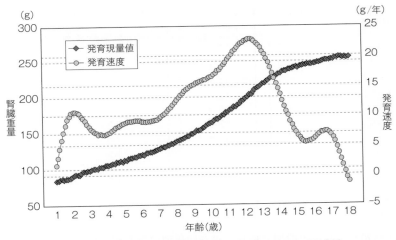

図3-7　男子における腎臓重量の3～18歳までの発育曲線

子より早いことが認められる.

　心臓と肝臓の発育を見てきたが，その他の内臓として腎臓，膵臓の発育を示したグラフが図3-7，図3-8である．これらのグラフも男子に限って示したが，すべてのグラフに思春期ピークが出現している．腎臓のMPV年齢は13.2歳であり，膵臓のMPV年齢は12.8歳であった．つまり，人の内臓をFujimmonの発育

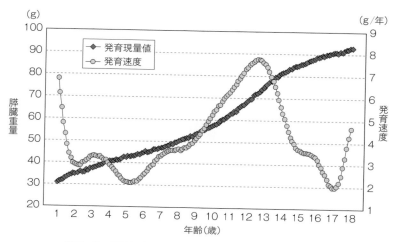

図3-8　男子における膵臓重量の3〜18歳までの発育曲線

表3-1　各臓器の発育速度曲線から導かれたMPV年齢

	男子のMPV年齢（歳）	女子のMPV年齢（歳）
膵　臓	12.8	13.5
甲状腺	14.1	11.7
副　腎	12.0	12.6
脾　臓	12.5	12.8
睾　丸	12.9	
心　臓	12.6	12.2
肺　臓	12.8	12.6
腎　臓	13.2	11.5
肝　臓	13.5	12.8
身　長	14.3	11.5
体　重	14.3	12.0

曲線から判断すれば一般型であり，思春期急増期を有する発育パターンをとる．
表3-1は男女の臓器の発育速度曲線から導かれた各臓器のMPV年齢であるが，
女子のMPV年齢をみると，腎臓で11.5歳，膵臓で13.5歳，脾臓で12.8歳となり，
これら内臓のMPV年齢は女子が必ずしも早いとはいえないが，すべてが横断的
データで記述されているので，明確には言及できない．しかし，内分泌組織を有
する臓器は男女で成熟差はないが，比較的大きい臓器では成熟差が存在するかも
しれない．

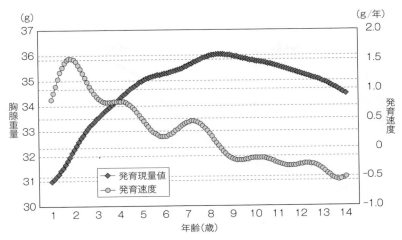

図3-9　男子における胸腺重量の1～14歳までの発育曲線

　次に，内分泌系の臓器をみてみると，胸腺，副腎，甲状腺，存在部位は異なるが下垂体等も内分泌を司っている．Scammon（1930）は内分泌系の臓器はリンパ型として分類した経緯があるが，この分類の提唱は間違っていると考えられる．もちろんScammon自身もリンパ型に分類される内分泌系の臓器については，その範疇には属さない臓器も存在することを述べているが，Fujii（2017）はFujimmonの発育曲線を提唱する際に，リンパ型組織についてはScammomが提示したようなリンパ型曲線にはならないことを証明しているし，リンパ型に分類される臓器も限られていることを述べている．そこで，明確にリンパ型に分類される胸腺重量の発育についてみてみることにする．

　図3-9は男子のリンパ系型の代表的な属性である胸腺重量の発育グラフである．このグラフもウェーブレット補間法で記述したものである．女子のグラフは示していないが，出生時で男子11.0g，女子で10.3gであり，成人では男子30g程度，女子29g程度になる．出生後1年で男子31g，女子27.5gと男女ともほぼ成人値と同程度まで発育する．Scammonの発育曲線のリンパ型発育パターンでは，思春期頃に成人値のほぼ倍となる発育を示すわけだが，図3-9に示した胸腺重量の発育では，男子で8.5歳に発育のピークを示し，女子では10.6歳でそのピークを示し，ピーク値は男女において36g程度であった．つまり，思春期に成人の倍までには増大しないが，成人より増大していることは理解される．

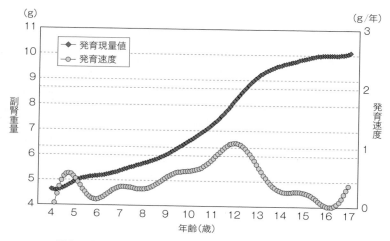

図3-10　男子における副腎重量の4〜17歳までの発育曲線

　Fujimmon の発育曲線のリンパ型ではこのような発育パターンを示している．しかし，胸腺重量の発育値において大きな性差はみられないが，発育パターンに性差が示されているようである．胸腺重量の発育現量値および速度曲線から判断すると，男子胸腺の発育現量値のピーク年齢が8.5歳であるのに対して，女子のピーク年齢は10.6歳であった．さらに速度曲線におけるピーク年齢をみると，男子で1.9歳に対して女子では5.4歳であった．つまり，胸腺の発育では男子の方が早いことになる．

　胸腺は胸骨の後ろにあり，心臓の上部にこぶし大に存在する臓器である．この臓器は思春期を過ぎると徐々に小さくなり，40歳頃には脂肪に変化することが知られている．また，免疫担当細胞と言われるTリンパ球を分化する役割をもつので，免疫機能の発達と強く関連している．したがって，乳幼児期から思春期にかけては免疫系の未発達によって病気に罹患しやすかったり，体調を崩しやすく回復が遅くなることがよくある．このような胸腺の作用を考えると，男子がその発育が早いのは，女子よりも早く免疫機能を高めようとする生体の発育機序ではないだろうか．つまり，女子の方が生来的に免疫機能が高いために，心身の発育発達が早い女子では胸腺の発育は心身の発育発達に見合う早さでよいわけで，結果的に男子より遅くなるのである．男子はなるべく早く胸腺発育を成就し，免疫機能を高める必要があるわけである．

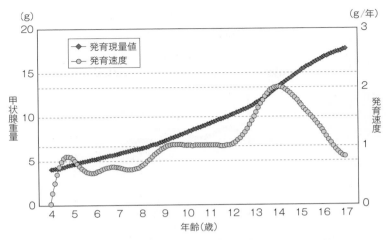

図3-11 男子における甲状腺重量の4～17歳までの発育曲線

　以上述べてきたように，胸腺はリンパ型発育パターンとして分類されるが，次に副腎，甲状腺，下垂体の発育をみてみることにする．**図3-10**は男子の副腎重量の発育曲線である．4歳頃には4g程度であるが，成人近くになると10g程度まで発育し，その発育パターンは一般型である．明確なのは思春期ピークが示されている点である．ちなみに，MPV年齢は男子が12歳，女子が12.6歳であり，胸腺と同様に内分泌関係は男子が早いかもしれない．しかし，膵臓も男子が早いが，その点は明確にはわからない．

　図3-11は男子の甲状腺重量の発育である．4歳頃には5g弱であったものが成人近くには17～18g程度まで発育する．甲状腺は甲状腺ホルモン（サイロイドホルモン）を分泌し，一般的に全身の細胞に作用して細胞の代謝率を上昇させる働きをもつ．甲状腺も副腎と同様に一般型の発育パターンを示し，思春期ピークが明確に示されている．甲状腺のMPV年齢は男子の方が遅く14.1歳，女子のMPV年齢は11.7歳と女子が早くなっている．普通に考えれば女子の方が成熟度は早いので，甲状腺も早いと考えられるが，副腎や膵臓の場合もあるので，明言はできない．

　図3-12は男子の下垂体重量の発育である．下垂体は脳下垂体といわれ，前葉と後葉の2つに大別される．そして，脳下垂体の前葉からは副腎皮質刺激ホルモン（コルチコトロピン，ACTH），甲状腺刺激ホルモン（サイロトロピン，

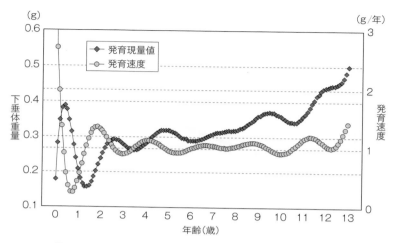

図3-12　男子における下垂体重量の1〜13歳までの発育曲線

TSH），性腺刺激ホルモン（ゴナドトロピン），成長ホルモン（GH），プロラクチンなどが分泌され，後葉からはメラニン細胞刺激ホルモン（メラノトロピン，MSH），抗利尿ホルモン（バソプレシン）や，オキシトシンが分泌される．脳の視床下部との関係が密接で，初経遅延の要因には視床下部から分泌するゴナドトロピン放出ホルモンが下垂体前葉のゴナドトロピンに作用することになるが，そのシステムに問題があると初経発来が遅れることになる．この原因は特定できないが，何らかのストレスによるものと推測されている．

　下垂体の発育をみてみると，胸腺，副腎，甲状腺のような内分泌器官とは異なり，リンパ型，一般型の発育パターンとは大きく異なっている．思春期以降のデータがないのでよくわからないが，リンパ型や一般型の発育パターンには属さない独立した発育パターンを呈していると推測される．

　このように，内分泌器官の臓器の発育は必ずしもリンパ型に分類されるわけではなく，形態重量は一般型であるが，その機能的な発達パターンがリンパ型を呈するのかもしれない．しかしながら，Scammon の発育曲線は基本的には形態重量の発育パターンを提唱しているはずであるが，リンパ型においては機能的な面も含めた感がある．だから，リンパ型は思春期に200％の発育を示したのではないかと推測したくなる．

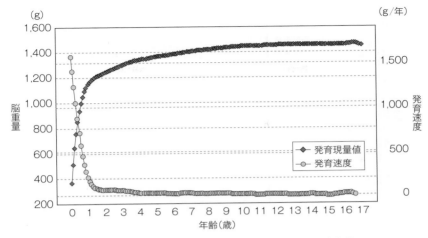

図3-13　男子における脳重量の0～17歳までの発育曲線

3）神経系の発育

　図3-13は男子の脳重量の発育である．この図は，高石ら（1981）が報告した臓器重量発育値データを示したものに対して，脳重量の横断的発育データにウェーブレット補間法を適用したものである．このグラフからFujimmonの神経型発育パターンに類似していることがわかる．女子のグラフは示してはいないが，脳重量は出生時で男子370g，女子345gであるが，1年で男子1,150g，女子1,050gに達し，男子で13歳頃に1,465g，女子で9歳頃に1,330gで上限となる．つまり，小学校高学年から中学校1年生頃には脳重量の発育は終末に達するわけである．脳重量の発育値においては性差が認められるが，発育パターンにおいては示されていない．それは発育速度曲線の様子から判断されるように，男女とも2歳頃に速度が最凹点に達し，それ以後は成人まで停滞を示す．脳重量の発育は，出生から1年間の発育が最大で，後はピークに達するまで漸増を示すことが明確に読みとれる．このような明確な発育パターンはウェーブレット補間法によって初めて提示されたといえよう．

　出生時の脳細胞の数は140億，現在の脳科学では200億ともいわれているが，その後神経細胞の増加は認められない．脳重量の発育は，グリア細胞といわれる栄養細胞の増大による重量変化であることが知られている．中でも突起の肥厚に関係する髄鞘形成によるところが大きいといわれている．このことは，神経細胞

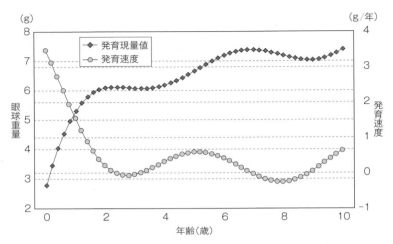

図3-14　男女混合の眼球重量の0~10歳までの発育曲線

の絡み合い現象と呼ばれ，神経細胞同士が突起を出してシナプス結合を成就していくのである．脳の部位による形成の早さは，脳幹（中脳，橋，延髄）が最も早く，続いて小脳，最後に大脳皮質の順になる．また，大脳皮質の中でも運動，感覚野では早く，高度な精神作用を司る前頭連合野では遅くなる．しかし，前頭連合野でも神経細胞の絡み合いは3歳頃で70％の成就をみる．昔から「三つ子の魂百までも」とよくいわれたことは，このような現象が背景にあったのである．

　ところで，200億ともいわれる神経細胞の数であるが，近年の脳科学の進歩により，神経細胞は壊れると修復できないとされていた通念が，再生できる可能性が指摘されてきた．このように，従来の定説が科学の進歩とともに覆されるようになってきており，脳に関しては，将来，新たな知見が提唱されるであろう．

　ここまで脳重量の発育をみてきたが，脳は神経系すべてを支配しており，脳の神経細胞を活かすためのグリア細胞の増殖過程をみれば神経系の発育がわかり，脳重量の発育パターンが典型的な神経型パターンであると考えられる．脳重量以外の神経系の発育データがほとんどないので，これ以上言及できないが，鈴木（1996）が示した眼球の発育データから眼球重量の発育をみてみることにする．

　図3-14は眼球重量の発育であるが，脳重量と同様に2~3歳頃までにはほぼ成人値近くに達している．ただし，データの確保が難しく，男女別の眼球重量ではなく，男女混合の横断的な発育データであることに留意されたい．性差を無視

したとしても，眼球の発育は神経型発育パターンを示すことはこのグラフから判断しても明白である．眼球は通常，眼球の前方から角膜，虹彩，水晶体，硝子体に識別され，眼球重量はこれらの総和である．網膜や毛様体もあるが，重量としてはわずかである．眼球重量の大半を占めるのは硝子体で，眼球を保っているゲル状の透明な物質からなっている．結局，眼球も脳重量と同じように神経型発育パターンに分類される．

4）体格の発育

　人の身体的発育において関心と把握しやすい形質は体格発育であり，一般的に身長の発育はわかりやすく，人の発育の代表的な指標にもなりやすい形質である．体格の発育は Fujimmon の発育曲線からすれば一般型の代表的な発育パターンといえ，ここではその代表的な体格の測定データから述べることにする．わが国では学校保健統計調査があり，毎年文部科学省から発表されている．小学校に入学すると，1年に1回健康診断が実施される．これは学校保健法で定められているが，この健康診断に身長，体重，胸囲，座高の形態計測が含まれている．この制度は明治時代から実施されており，形態計測は 1900 年から継続されている．この間，学校保健法施行規則の改正により，1995 年度からは胸囲計測が削除され，さらに 2016 年度からは座高測定も削除された．結局，現在の身体測定項目は身長と体重の2項目になってしまった．このような学校保健法の改正は非常に残念な結果であり，研究者としては胸が痛む事実である．つまり，従来まで体格4項目（身長，体重，胸囲，座高）が測定されてきた経緯は，世界に類をみないシステムであり，非常に貴重なデータを提供してきたことが今後頓挫されることで，国民の体格調査の解析による重要な知見が得られなくなり，健康科学，人類学，スポーツ科学，医学，生理学等の多くの分野に与える影響は多大なものとなろう．このような事実は十分に読者には理解していただきたい．

　まず身長発育について述べていく．図3-15，図3-16 は男女の身長発育である．このグラフは，学校保健統計調査によって得られた身長の発育データに対してウェーブレット補間法を適用したグラフである．しかし，通常は横断的発育データを使用するが，本書ではコホート的にデータを構成し直すことで，縦断的な発育データに近づけようとして，このコホートデータに対してウェーブレット補間法を適用した．コホートは出生年が同一になることで，縦断的データの集団

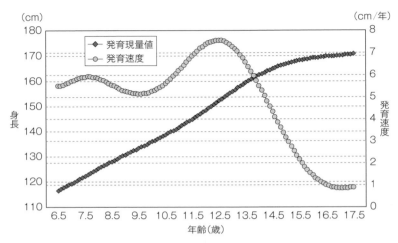

図3-15　ウェーブレット補間法による男子身長の発育曲線

的平均値に近似できる有効性がある.

　身長発育は一般型に属し，シグモイドと呼ばれるS字状の曲線を示すことが
知られている．このグラフに示した男女の身長発育をみると，それほど顕著なシ
グモイド曲線を示しているわけではない．シグモイド曲線の特徴はその微分曲線
が最大値を示す山型の曲線を描くことにあるが，このグラフの現量値曲線は漸次
増加を示し特にシグモイド型というわけでもないが，速度曲線をみると男女とも
最大値を示すピークが現れている．臓器発育においてもこのような思春期のピー
クが出現していたが，従来から速度のピークを扱った報告がないために，特にこ
れについての名称はない．身長についてはTanner（1962）がこのピークを最大
発育速度（peak height velocity：PHV）と名称化した．しかし，藤井（2006）は
数学関数によって特定されたピークは，今までのような素データによって描かれ
た曲線のピークとは明確に異なり，厳密な速度を与えていると考えた．それに，
PHVの名称では形質によってPWV（体重の最大発育速度），PCGV（胸囲の最大
発育速度）と使い分けしなければならない都合の悪さがある．そこで，藤井（2006）
はすでに思春期ピークをMPVと名称化した．この名称の都合のよさは，身長の
MPV，体重のMPV，座高のMPVというように，統一表現ができる長所がある．
これによって数学関数で記述された曲線から導かれる思春期ピーク年齢の名称を
従来の素データによる曲線から得られる名称と区別することができるのである．

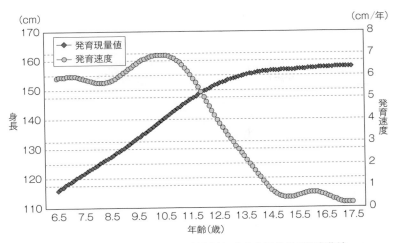

図3-16　ウェーブレット補間法による女子身長の発育曲線

　さて，図3-15，図3-16に示した男女の身長発育速度曲線からMPV（思春期ピーク）を特定すると，男子で12.5歳に出現し，その時点での速度は7.54 cm/年であった．女子では10.4歳で出現し，その時点での速度は6.90 cm/年であった．ここに明らかに性差が存在し，身長のMPV年齢は男子が女子より約2年遅くなることが示されている．また，MPV年齢時点での速度は，女子が0.64 cm/年低いことが示された．もちろん，この結果はコホートではあるが集団的平均データであるために，個々のデータ解析による詳細な検討が必要であろう．そこで，藤井の先行研究（藤井ら，1994；藤井・川浪，1995；藤井・山本，1995a・1995b；藤井・松浦，1996；藤井，1997・1998；FujiiとKawanami，1998；FujiiとMatsuura，1999）において，個々の身長の縦断的発育データから解析した結果，男子のMPV年齢は12.7歳程度，女子のMPV年齢は10.8歳程度であり，やはりその差は2年程度であった．MPV年齢時点での速度は男子で10.3 cm/年であり，女子では9.2 cm/年であった．やはり1 cm/年程度の差が示された．個々の解析と平均の解析でこのように大きくずれた結果になるのは，Tannerら（1962・1966）によって報告されているが，位相差効果（phase difference effect）といわれる現象である．

　身長のMPV年齢はTannerら（1962・1966）によれば，成熟度の指標と考えられている．つまり，彼は女子の初経年齢と身長の思春期ピーク年齢（PHV年齢，

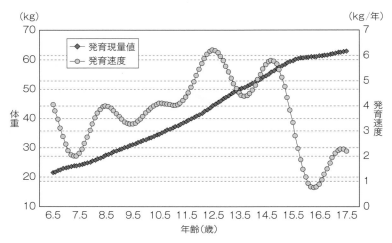

図3-17　ウェーブレット補間法による男子体重の発育曲線

MPV 年齢）とは密接な関係があることを証明し，身長の思春期ピーク年齢（PHV 年齢，MPV 年齢）は成熟度としての意味を有することを示した．これによって，近年では身長の MPV 年齢は成熟度の指標と理解されており，かえって女子の初経よりも安定した指標とされ，生物学的パラメータとして位置づけられている．このように，身長の MPV 年齢は成熟度を示すバロメータになり，成熟度の異なる個々の身体的属性の発達状態を把握することができる．たとえば，成熟度の早い子どもは運動能力にもその時点では優れた能力を発揮すると考えられるために，成熟度が把握されていれば，成熟による要因か，遺伝的・先天的要因かを区別することができる．

　図3-17，図3-18は男女の体重発育である．身長の場合と同様に，コホートデータによる体重の発育現量値および速度曲線である．男子体重の MPV 年齢は 12.5 歳，MPV は 6.2 kg/年であり，女子体重の MPV 年齢は 11.6 歳，MPV は 5.7 kg/年であった．体重の MPV 年齢は外部環境の影響を大きく受けるために，身長のような成熟度としての意味はない．ただし，思春期における急増現象が MPV として存在することは明白であろう．なお，ここに示した体重発育曲線は横断的データから導かれたもので，身長の場合と同様に MPV 年齢，MPV には個々の解析との間に位相差効果（phase difference effect）を含んでいる（藤井，1998a）．

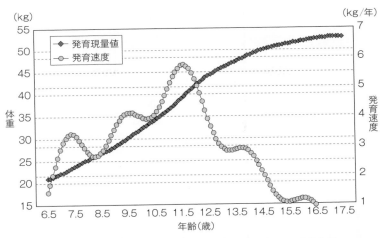

図3-18 ウェーブレット補間法による女子体重の発育曲線

　男子の体重のMPV年齢は13.11歳（SD＝1.42，n＝57），MPVは kg/年（SD＝2.53，n＝57），女子ではMPV年齢は11.61歳（SD＝1.21，n＝155），MPVは7.23 kg/年（SD＝1.78，n＝155）となり，コホートによる平均発育速度曲線とは若干異なった結果となる（藤井，2006）．身長の個々の解析結果と比較すると，男女とも体重のMPV年齢は身長のMPV年齢より遅いことがわかる．特に女子の場合，体重の急増は身長の急増とさらに脂肪量の増大が影響しているため，それらの増大現象が身長のMPV年齢との差を男子より大きくしている．

　身長と体重の発育のズレはMPV年齢のズレから判断できる．先にも述べたが，男子より女子の身長と体重発育の方がズレは大である．しかし，ここに示した身長と体重の発育グラフからではそのことはわからない．そこで，表3-2に，運動選手と一般人における身長と体重のMPV年齢のズレを算出した結果を示した（Fujiiら，2005）．この解析結果から身長と体重のMPV年齢のズレは，MPVの出現における逆転現象が存在するためであるといえる（FujiiとKawanami，1998）．Tanner（1962）は発育には順序性があり，たとえば体格の発育では，まず下肢長…＞身長…＞体重…＞胸囲の順で発育すると述べている．この順序性はそれぞれの発育速度のピークを解析したわけでなく，平均的な意味として体格発育の順序性の概観を示したに過ぎない．したがって，MPV年齢の概念が確立されたことによって，個々の体格におけるMPVの出現順序は明確化され，順序性

表3-2　運動選手と一般の身長と体重のMPV年齢のズレ

		男子	女子
一般人	平均値	0.24	0.90
	標準偏差	1.27	1.00
運動選手	平均値	0.16	0.52
	標準偏差	0.80	0.78

(Fujii K, Demura S, Matsuzawa J (2005) Optimum onset period for training based on maximum peak velocity of hight by wavelet interpolation method in Japanese high school athletes. Journal of Physiological Anthropology and Applied Human Science, 24: 15-22)

における逆転現象が推測されるであろう.

　男子運動選手の身長と体重のMPV年齢のズレの平均は0.16歳（SD＝0.80）で, 一般男子では0.24歳（SD＝1.27）であった（表3-2）. この数値においては, 両群における身長と体重のMPV年齢のズレに有意差は認められなかった. このことは, 両属性のMPV年齢のズレが小さいため, 個々の体重のMPV年齢から身長のMPV年齢を減じた場合, 平均が正数値であれば, 全体としては体重のMPV年齢が身長のMPV年齢より遅いと判断される. しかし個々人についてみれば, 体重のMPV年齢の出現が早く, 負の数値を示す場合もある. したがって, Fujiiら（2004）は, この点を両MPV年齢の出現順序から検討した結果, 身長のMPV年齢の出現を基準に, 体重のMPV年齢の出現が遅い場合を正順序, 同じ場合を同時出現, 早い場合を逆順序とした. この手順によって, 身長と体重におけるMPV年齢の出現順序の分布は運動選手と一般男子間に有意差（p＜0.01, df＝2）が認められ, 運動選手の方が同時出現の割合が多かったことが示された.

　女子運動選手の身長と体重のMPV年齢のズレの平均は0.52歳（SD＝0.78）で, 一般女子では0.90歳（SD＝1.00）であった（表3-2）. 両群における身長と体重のMPV年齢とのズレに, 有意差（p＜0.05）が認められた. 男子の場合と同様に, 身長と体重のMPV年齢のズレについて, 出現順序の分布の検討を試みた結果, 運動選手と一般女子間において有意差は認められなかった. これらの知見を総合すると, 身長と体重発育のズレは, 運動選手との比較から体脂肪の加齢による蓄積過程から判断し, より体脂肪蓄積が制限される運動選手が最も両属性間の発育のズレが小さく, 最も体脂肪の蓄積が多くなる一般女子における両属性間

のズレが大となると考えられよう.

　最後に, 座高と下肢長の発育について少し触れておくことにする. 両属性の図は割愛するが, 藤井ら (2008) を参照すると, 座高の MPV 年齢は 12.0 歳, MPVは 3.9 cm/年であり, 下肢長の MPV 年齢は 12.0 歳, MPV は 3.8 cm/年を示した. 座高と下肢長を足せば身長の要素となり, 遺伝的要素が強い形質であるため, 発育曲線, 特に速度曲線は身長発育に類似している. ごく最近まで学校保健法に定められている健康診断に座高が残ってきたのは, 内臓発育を反映する要素として胸囲は削除したが, 座高は重要な要素と考えられたからである. しかしながら, 前項で述べたがその座高も削除された. 削除される以前のデータを参照すれば, 基本的には身長と同様に女子の MPV 年齢が早い. しかし, 男女とも座高の MPV 年齢は身長より遅く, 下肢長の MPV 年齢は身長より早い. 下肢長の発育では頚骨, 大腿骨の発育にそのほとんどを負っているのに対して, 座高では脊柱に負っている. 脊柱は椎骨という骨が頚椎 (7 個), 胸椎 (12 個), 腰椎 (5 個)を構成しており, 椎骨と椎骨の間は板関節でつながっている. よって, 1 つひとつの椎骨の発育状態によって発育は成就されることになる. このような骨の構成による発育のずれが, 座高と下肢長の発育に影響していると考えられる. つまり,MPV 年齢は下肢長が最も早く, 次に身長, 座高の順となる. 多くの男女は思春期ピークを迎える前に脚が延びていることに気が付くことがあるが, このような現象を反映しているものといえよう.

5) 身体組成の加齢変化

　図 3-19, 図 3-20 に男女の体脂肪率の加齢変化を示した. 男子の体脂肪率は小学校 1 年生から 3 年生までは急増し, 小学校 6 年生頃までは停滞傾向を示し, 再び中学校 2 年生頃まで急減し, さらに増大に転じる傾向を示す. したがって, 速度曲線の挙動をみると, 8 歳頃に速度のピークを示し, 13.5 歳頃に思春期のピークを示す. 女子の体脂肪率は増大の一途を辿る. 速度曲線の挙動をみると, ピークが 3 カ所に出現しているが, 13.5 歳頃に出現しているピークが思春期ピークと判断できる. 体脂肪率は基本的には肥満の指標となるが, 実際の測定となると煩雑さが付きまとう. 特に, 最近は BIA 法による測定機器が活用されることが多いので, 簡便に身体組成を把握できるが, 一方で, 学校現場での健康診断への導入には時間がかかりそうである. したがって, 簡便な肥満の指標にはやはり依然

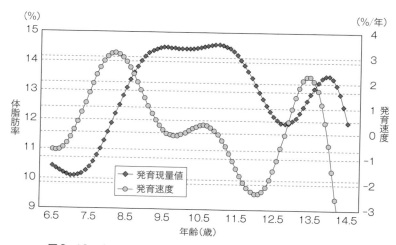

図3-19　ウェーブレット補間法による男子体脂肪率の加齢変化

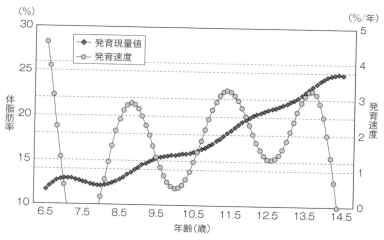

図3-20　ウェーブレット補間法による女子体脂肪率の加齢変化

としてBMIの活用が不可欠である．しかしながら，BMIは身長と体重から導かれた体格指数なので，直接，体脂肪量を測定しているわけではなく，あくまでも相関の程度から肥満を把握しているにすぎないので，男子と女子ではBMIの意味が異なるのである．

　そこで，BMIの加齢変化と体脂肪率の加齢変化を男女で比較してみることに

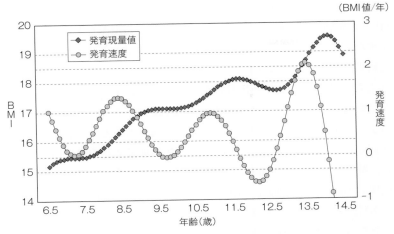

図3-21　ウェーブレット補間法による男子BMIの加齢変化

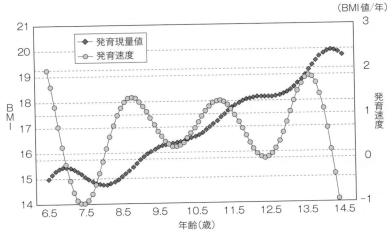

図3-22　ウェーブレット補間法による女子BMIの加齢変化

する．図3-21，図3-22に男女のBMIの加齢変化を示した．現量値曲線は男女とも増大の一途を辿り，速度曲線は男女とも3カ所のピークが検出されている．そして，男女とも13.5歳頃に出現しているピークが思春期ピークと判断できる．男女の体脂肪率，BMIの加齢変化について，簡便なBMIの加齢変化を基準として判断すると，女子は非常に明確な傾向が示されており，BMIと体脂肪

率の加齢現量値曲線の変化はほとんど同じである．Fujii と Kim（2015）は，女子の BMI と体脂肪率の加齢現量値曲線に対して相互相関関数を適用し，ほとんど曲線が重なることを示し，次に，両形質の速度曲線に対しても相互相関関数を適用した結果，非常に高い類似性が認められたことを報告した．しかし，男子では女子と大きく異なり，BMI と体脂肪率の加齢現量値曲線の変化は異なり，相互相関関数を適用した結果，両形質の類似性は低いことが示された．

　このような男女の傾向を BMI の加齢変化曲線を基準として判断すると，興味深い傾向が示される．それは，男女とも BMI の加齢変化曲線は同じような傾向を示し，特に，女子の体脂肪率の加齢変化曲線とは類似度が非常に高い．男子の体脂肪率の加齢現量値曲線は BMI とは異なり，低い類似性を示している．このように BMI の加齢変化を基準にして判断すると，男女の体脂肪率の加齢変化は大きく異なることがわかる．

　つまり，BMI の加齢変化は身長と体重による指数の変化だが，その体成分の加齢変化が異なることは十分理解できる．もともと BMI は Quetelet（1835）によって作られた体格指数であるが，近年，体脂肪率との相関の高さ（Keys ら，1972；Garrow と Webster，1985）から肥満判定の指標と位置付けられている．しかし，それはあくまでも女子には適用できるが，やはり男子には無理があると考えられる．もちろん，成人以降であれば BMI は肥満判定の指標として簡便であるが，学齢期に適用するには今回の知見を十分参考にする必要があろう．

2．機能的要素の発達

1）神経機能の発達

　人における神経系の発育は，Scammon の発育曲線における神経型の曲線によって広く知られているところである（Scammon，1930；図2−1，p27 参照）．Scammon の発育曲線によると，脳重量（脳全体の重さ）を基本に小脳，眼球等といった神経型の重量は，8〜10 歳で成人のほぼ 100％にまで到達する．しかし，本書で提唱している Fujimmon の発育曲線ではさらに早く，6 歳でほぼ 100％に到達している．この点が Scammon の発育曲線と異なり，機能発達を考えていない発育曲線である証左である．

　神経系の発達には，いくつかのメカニズムが関与していることが示唆されてい

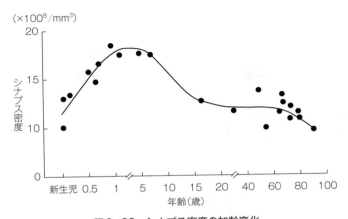

図3-23　シナプス密度の加齢変化
（前川喜平（2008）高次機能−知能の発達−. バイオメカニズム学会誌, 32：74−82より改変）

るが，このうちの1つに神経線維の髄鞘化がある．神経の最小単位である神経細胞はニューロンとも呼ばれ，細胞体と細胞体からでる多くの樹状突起から構成されている．樹状突起で最も長いものは軸索あるいは神経線維と呼ばれているが，神経線維には髄鞘と呼ばれる白い筒状の鞘で囲まれている有髄神経と，囲まれていない無髄神経の2種類がある．有髄神経では電気的興奮がランビエ絞輪からとなりのランビエ絞輪へと跳び跳びに伝導するため，無髄神経と比べて伝導速度が速いという特徴がある．

　脳の神経線維（軸索）の大部分は髄鞘化された有髄線維であるが，新生児の脳の軸索はほとんど髄鞘化されておらず，各部位への連絡もまばらである．そのため，脳の神経細胞の軸索に髄鞘が形成されること，すなわち神経線維の髄鞘化が神経系の発達を意味しているともいえる．出生直後の新生児には随意運動はみられないが，原始反射，立ち直り反射，平衡反応といった反射の出現，消失がみられる．原始反射では脊髄，脊髄・橋レベル，立ち直り反射では中脳，平衡反応では大脳皮質にまで髄鞘化が進行していることを示すことから，神経線維の髄鞘化の進行状況を知る手掛かりになると考えられる（前川，2008）．

　神経線維の髄鞘化の他にも，シナプスの過剰形成も神経系の発達に寄与しているといわれている．人の神経支配は1つの筋線維に1本の運動神経というように綿密にできているが，発育途上で1つの筋線維を2本の運動神経が支配す

るといった，シナプスが過剰に形成される時期があるといわれている．人の前頭前野におけるシナプス密度の生後発達を調べた結果では，シナプス密度は1～6歳頃にピークを迎えるが，8歳頃から減少に転じ，15～20歳頃で成人のレベルになると報告されている（図3-23，前川，2008）．シナプスが過剰に形成されていることは可塑性が大きいことを意味し，さらに可塑性が大きいということは外からの刺激により神経細胞網が自由に形成され，大脳の機能が容易に変わりやすいことを意味する（前川，2008）．したがって，幼少期の子どもは有り余るシナプスを利用して，外部からの刺激に対して神経細胞網を集中的に形成し機能を獲得することができるが，18～20歳頃になると使用されていないシナプスは消失してしまうので，新しい知識や技能を獲得するのが難しくなると考えられている（前川，2008）．たとえば，身長と体力・運動能力の関連性を検討した結果では，男女ともに身長が約128 cm，年齢では8～9歳までは身長発育より体力・運動能力の発達が高い割合で進行していたことから，8～9歳頃までの体力・運動能力の急増には，神経系の改善が関与していると推察することができる（三島，2015）．

2）呼吸循環機能の発達

　呼吸器である肺の出生後の発育は，ほぼ身長発育に比例し（Malinaと Bouchard，1991），気管や気管支も発育に伴い長さや幅が増加する．呼吸器の発育に伴い呼吸に関係する機能も発達を示し，呼吸数は新生児で40～45回/分，幼児で20～30回/分，学童で18～20回/分までに漸減し，成人では16～18回/分になる（高石ら，1981）．成人と比べ新生児の呼吸数が多い理由は，新生児では酸素消費量が高いにもかかわらず1回換気量が少なく，肺機能も未熟なため呼吸回数が多くなるからである．1回換気量は呼吸数とは逆に発育に伴い増加し，新生児では約15 mLであるが，成人では500 mLにまで達する（高石ら，1981）．肺胞は1回換気量に関与する呼吸器であるが，肺胞の数は学童期を過ぎると増加が止まる．しかしながら1回換気量が成人に到るまで増加し続けるのは，呼吸筋の発達と胸郭の発育によって1回の呼吸が深くなること，呼吸法が胸式呼吸から腹式呼吸へ変化することなどがあげられている（大西，2012）．

　肺重量は身長発育と比例して増加するが，循環器である心臓の重量は体重に比例して増加する（Malinaと Bouchard，1991）．心容量（心容積）も発育ととも

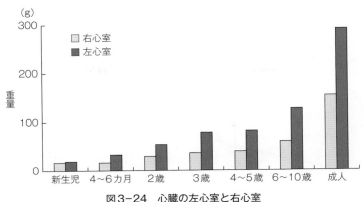

(g)

図3-24　心臓の左心室と右心室
（原田碩三編著（2004）子ども健康学．p55，みらいより改変）

に増加するが，胎児期では右心室の発育は左心室とほぼ同じかやや優位だが，出生後では左心室の発育が右心室より優位になる（図3-24，原田，2004）．左心室の発育が優位になるのは，左心室が高圧に抵抗して血液を拍出することに関係している（高石ら，1981）．心拍1回あたりで左心室から送り出される血液の量を1回拍出量，一定の時間内に心臓が拍動する回数を心拍数という．さらに，1分間に左心室から送り出される血液の量を心拍出量といい，1回拍出量×心拍数で算出することができる．1回拍出量と心拍出量は発育とともに増加するが，心拍数は乳幼児期に高いが発育に伴って漸減する．心拍数が乳幼児期で高い理由は，乳幼児は心容量が小さいために1回拍出量が少ないことから，心拍出量を確保するために心拍数の増加で補っているからである．

3）筋力の発達

日本では1964年から体力・運動能力調査を継続して実施しているが，調査項目において筋力を測定する種目の1つとして握力がある．2005年度に文部科学省から公表された男子の調査結果について，小学校1年生から高校3年生までの握力の結果を分析したところ，握力のMPV年齢は12.7歳であった（図3-25，田中と藤井，2010）．また，身長の発育速度についても分析を行った結果，MPV年齢は12.0歳であったことから（図3-26，田中と藤井，2010），身長発育のピークの直後に握力の発達がピークを迎えていたことがわかる．10〜18歳

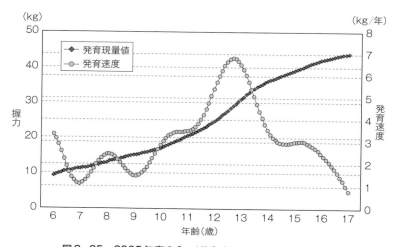

図3-25　2005年度の6～17歳までの男子の握力の発達
（田中　望，藤井勝紀（2010）児童・青少年期における身体的発育・発達曲線に関する
解析-男子についての解析-．愛知工業大学研究報告，45：27-36）

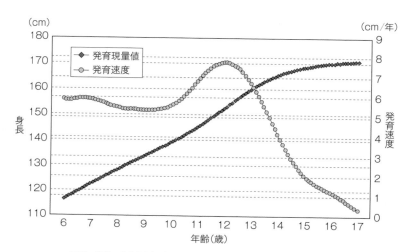

図3-26　2005年度の6～17歳までの男子の身長の発育
（田中　望，藤井勝紀（2010）児童・青少年期における身体的発育・発達曲線に関する
解析-男子についての解析-．愛知工業大学研究報告，45：27-36）

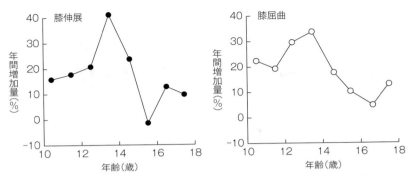

図3-27　等速性膝伸展筋力および膝屈曲筋力の加齢に伴う変化
(辻　延浩，後藤幸弘，辻野昭（1993）大腿筋群の筋力と筋持久力に対する等速性トレーニング効果の年齢差について．スポーツ教育学研究，13：79-90より改変)

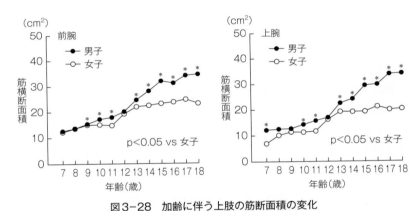

図3-28　加齢に伴う上肢の筋断面積の変化
(福永哲夫，金久博昭，角田直也ほか（1989）発育期青少年の体肢組成．人類学雑誌，97：51-62より改変)

の男子児童・生徒172名を対象に等速性膝伸展・屈曲動作におけるピーク・トルクを測定した結果でも，13〜15歳に著しい発達を示すことも認められている（図3-27，辻ら，1993）．したがって，上肢，下肢を問わず，身長発育のピーク直後に筋力の発達がピークを迎えることを示唆している．

　筋力は幼児期から漸増するが，特に身長発育のピーク後に著しい発達を遂げることは前述したとおりである．筋力は筋断面積に比例することは周知の事実である（Bamman ら，2000）．さらに，遅筋線維よりも速筋線維が，筋断面積

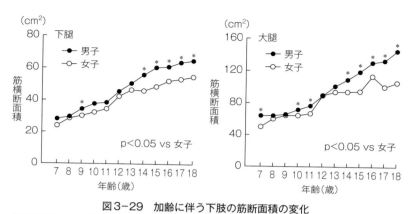

図3-29　加齢に伴う下肢の筋断面積の変化
（福永哲夫，金久博昭，角田直也ほか（1989）発育期青少年の体肢組成．人類学雑誌，
97：51-62より改変）

に対して占める割合が高い方が，大きな力を発揮することができる（Staron ら，1991）．したがって，発育に伴う筋断面積および筋線維組成の変化が，筋力の発達に関与していると考えられる．7～18歳の男女を対象に，超音波法を用いて前腕，上腕，下腿および大腿の各部位における筋断面積を測定した結果，思春期に筋断面積が急増していることが確かめられた（図3-28，図3-29，福永ら，1989）．また，小学校1～6年生男子52名および中学校1～3年生男子50名を対象に超音波診断装置を用いて大腿前部および下腿後部の筋厚を測定した結果でも，筋量は経年的に増大するが，小学生から中学生へと学年が変わる時期，すなわち身長のMPV年齢頃を境に急激に変化したことが確かめられている（吉本ら，2012）．したがって，身長のMPV年齢の後に，筋断面積が急増することを示している．

　人を含む哺乳類では，筋線維の速筋線維タイプと遅筋線維タイプへの分化は遅くとも出生後数週間以内に完了するが，自然な発育条件で骨格筋の各筋線維タイプがはじめに成人なみの能力を備えるのは代謝面では酸化能力である（Matobaと Niu，1981）．言い換えると，思春期前では遅筋線維の特性が身体活動を特徴づけている．一方，思春期では相対的に遅筋線維が減少し，速筋線維が増加するとされている．男性ホルモンであるテストステロンは，男児では思春期前では検出が困難だが，性腺刺激ホルモンの分泌増加が始まった後，11歳頃には測定可能な濃度に増加する（大山，2004）．さらに思春期をむかえるとテストステロン

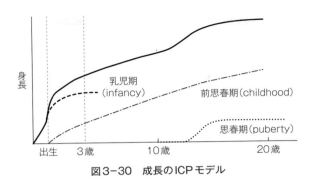

図3-30　成長のICPモデル

の分泌が急激に上昇する．テストステロンは遅筋線維よりも速筋線維の肥大に強く作用することが報告されている（MatobaとNiu，1981）．思春期を迎えると男子は女子の約20倍テストステロン濃度が増加することから（松田ら，2019），思春期における速筋線維の肥大の程度は男子が女子より著しくなる．そのため，思春期以後は筋線維組成に差がなくても，男子の骨格筋の方が女子よりも速筋的な傾向が強くなる．つまり，筋力の発達には，内分泌系の発達が大きく関与していることを示している．

4）内分泌機能の発達

　子どもの成長パターンを示すモデルの1つに，Karlberg（1989）が提唱したICP（infancy childhood puberty）モデルがある．ICPモデルでは子どもの成長パターンについて発育速度曲線に着目し，大きくinfancy成分，childhood成分およびpuberty成分の3つに分けて説明している（図3-30）（水野，2015）．infancy成分は胎児期の延長で生後急速に低下し，3〜4歳頃に終わる成分で，栄養摂取状態に大きく左右される．childhood成分は1歳頃から始まり，その後，身長の発育が停止するまで発育速度が漸減する成分で，主に成長ホルモンの影響が大きいと考えられている．puberty成分はMPVを形成する成分で主に性ホルモンの影響を受けている（水野，2015）．よって，内分泌系機能の発達，特に成長ホルモンや性ホルモンは，発育発達現象に対して重要な役割を果たしていることを示している．

　成長ホルモンとは脳の底面にある脳下垂体で産生され血液中に放出されるホルモンのことで，直接的に軟骨細胞や成長板前駆細胞の増殖の促進することで，

表3-3　日本人女性における初経年齢の比較

	n	初経年齢	標準偏差	有意差
コントロール	78	12.11	0.900	
陸上競技	21	12.81	0.998	**
バスケットボール	15	12.57	0.980	*
バレーボール	21	12.60	1.140	*
ソフトボール	7	12.90	0.700	*
テニス	16	12.85	1.100	**
ソフトテニス	25	13.22	1.270	**
ホッケー	8	13.08	0.920	**
柔　道	19	12.71	1.01	*
卓　球	6	12.17	1.74	

*：p<0.05 vs コントロール，**：p<0.01 vs コントロール
（藤井勝紀（2003）日本女子スポーツ選手における初経遅延の検証
　－ウェーブレット補間法による解析－．体育学研究，48：523－
　539より改変）

身長発育に関与していることが知られている（水野，2015）．ただし，思春期後半になり骨端線が閉じると，成長ホルモンが働いても骨は長軸方向に伸びなくなる．男子では3～10歳頃，女子では3～9歳頃までの前思春期では，成長ホルモンの分泌量が多いほど身長が高く，少ないほど背が低くなる傾向があるため（Albertsson-WiklandとRosberg，1988），前思春期の成長には成長ホルモンが重要であることを示している．

　思春期の発現には，性ホルモンが強く関与する．思春期が近づき視床下部から性腺刺激ホルモン放出ホルモンが分泌されると，下垂体からの性腺刺激ホルモンの分泌が高まり，男性ホルモン（テストステロン）および女性ホルモン（エストラジオール）の分泌を促す．男性ホルモンであるテストステロンには，筋肉増強，変声，発毛など思春期の男性化を促進する働きがあるが，思春期前では検出が困難である．11歳頃に精巣容量が4 mL以上になると測定可能な濃度に増加し始め，さらに思春期を迎えると分泌が急激に上昇する（大山，2004）．女子においても卵巣，副腎，筋や脂肪のアンドロステンジオンからテストステロンが産生されているが，男性のテストステロン値の20分の1程度の値にとどまる（松田ら，2019）．

　女性ホルモンであるエストラジオールは，思春期前の女児で0.6 pg/mL，男児で0.08 pg/mLと女児の方が値が高いことが，女子の思春期が男子と比べて約2

年早い理由の１つと考えられている（大山，2004）．女子では思春期に卵巣が発達し始めるとともに女性ホルモンの分泌が増加し始め，乳房の発達から陰毛発生，初経と進行する．男子ではテストステロンを元にエストロゲンが作られて分泌されるが，分泌される量は更年期の女性と同程度とされる．ただし，思春期においてはテストステロンの分泌増加に伴いエストロゲン濃度も増加することで，女性化乳房が生じることがある．

　女性ホルモンの分泌が盛んになる成長期の女子においては，特にスポーツ活動において配慮が必要とされる場合がある．なぜなら，激しすぎるトレーニングや過剰なダイエットが無月経や骨形成を妨げ，さらに拒食症や疲労骨折にまで進行するケースもあるからである．日々のトレーニングを通じて，体脂肪量に対する除脂肪量の割合が上昇することで，性腺刺激ホルモンや卵巣ホルモンの血中循環レベルの変化を誘起することが初経遅延のメカニズムと仮定されている（藤井ら，2010）．事実，スポーツを行っている女性を対象に身長のMPV年齢を算出し，初経年齢と比較することでスポーツが初経年齢を遅延させるか否かについて検討を行った結果，運動群は非運動群と比べ約１年，初経が遅延していることが確かめられている（表3-3，藤井，2003）．

3．体力・運動能力の発達

1）敏捷性の発達

　敏捷性を測定する種目の１つに，１ｍ間隔でひかれた３本のラインを20秒間でサイドステップできた回数を測定する反復横とびが広く知られている．敏捷性の発達には神経系が関与していると推測されていることから，敏捷性の発達は8〜10歳頃に著しく生じている可能性がある．身長を基準として体力・運動能力の発達を相対的に評価する方法であるアロメトリー式を用い，3〜22歳までの男子3,863名，女子2,874名を対象に身長の発育と反復横とびの発達の関連性を検討した結果，男女ともに身長が約125cm頃，年齢では約8歳頃までは筋力の発達よりさらに高い割合で反復横とびが発達していたことも明らかにされている（図3-31，三島，2015）．一般的には素早さと神経系の働きとの間には関連性があるといわれていることから，約8歳頃までに認められた反復横とびの著しい発達には，神経系の改善が関与していると推測することができる．

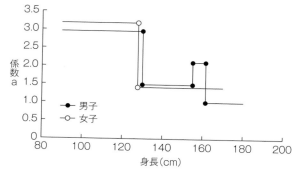

図3-31　アロメトリー式を用いた反復横とびの発達
（三島隆章（2015）体格と体力・運動能力との関係. JATI EXPRESS,
45：34-35）

　一方，反復横とびを方向転換動作と捉え，サイドステップを行っているときの床反力を調べた結果は，反復横とびには神経系だけでなく筋力や伸張−短縮サイクルの働きが関与していることが示唆されている．女子大学生8名を対象に反復横とびの試行を3回行い，3回の平均が50回以上の被験者と50回未満の被験者に分けて床反力を比較した結果，反復横とびの回数が多いことには，接地時間の短さ，方向転換を行う際に外足への加重を大きくすることが関与していると報告している（堀川と藤原，2011）．したがって，反復横とびの反復回数を増やすためには素早く脚を動かす神経系の改善に加え，下肢の筋力や足関節を中心とした伸張−短縮サイクルの発達も関与している可能性がある．アロメトリー式を用いた分析では，3〜22歳までの身長発育と反復横とびの発達の概観について，男女ともに反復横とびは身長の発育よりも約2倍高い割合で発達する，すなわち筋力の発達と等速度で発達していることが明らかにされている（図3-31，三島，2015）．さらに男子では，身長が約150〜170cmの間は，身長発育と反復横とびの発達の関係において，身長に対して反復横とびが2倍以上発達する，すなわち筋力が発達する割合より大きな発達を示した．男子では身長の伸びがピークに達する頃から男性ホルモンの一種であるテストステロンの分泌量が増加するが（大山，2004），テストステロンは遅筋線維よりも速筋線維の肥大に強く作用することが報告されている（MatobaとNiu，1981）．反復横とびの発達の概観では筋力の発達の関与が示唆されていることから（図3-31），特に男子では第二次性

徴に伴う筋量や筋力の増加が，男子の身長が約 150〜170 cm までの反復横とび
の著しい発達に寄与している可能性がある．

　ただし，女子では男子のように約 8 歳以降にみられる著しい反復横とびの発達
は認められなかった（図 3−31）．6〜19 歳までの女子を対象に発育発達に伴う
四肢の筋断面積の変化を検討した結果，身長が約 140〜150 cm での間に著しい
筋断面積の増加が認められていることから（金久ら，1989），女子も男子と同様
に筋力の発達による反復横とびの著しい発達がみられてもよさそうなものであ
る．女子は思春期を迎えるとホルモンの影響で体脂肪の蓄積が加速するが，反
復動作において体脂肪率の増加が着床時間の延長とキック角度の増大を引き起こ
し，全身の切り返し能力を低減させることが指摘されている（矢部ら，1995）．
また，仮想（模擬）脂肪の装着が，ダッシュ，切り返し動作，反復横とびなどの
パフォーマンスの低下を誘起することも認められている（社本ら，2000；山本と
高橋，2002）．よって，女子において身長が約 140〜150 cm の間に予測される著
しい反復横とびの発達がみられないのは，筋力の発達による正の効果と体脂肪の
蓄積などによる負の効果が，それぞれの効果を相殺したためと推察することがで
きる．

2）調整力・持久力の発達

（1）調整力の発達

　全身反応時間に代表される刺激から行動開始までの時間を計測する反応時間
は，光や音などの刺激に対して大脳で判別し，できるだけ素早く反応した結果，
動作の発現に要する時間のことである．反応時間はさらに，動作開始合図を大脳
で処理し，筋に運動指令が到着するまでの動作開始時間，筋に指令が届き収縮活
動を行い反応するまでの筋収縮時間に大別することができる（中嶋，1991）．反
応時間の発達に影響を及ぼす因子として，認知，判断，行動様式の決定といった
上位中枢の情報処理に要する時間の短縮があげられている（広瀬ら，2002）．し
たがって，発育に伴う反応時間の短縮には，動作開始時間の短縮が関与している
ことを示している．

　4〜12 歳の男子を対象に跳躍動作による全身反応時間の発達を調べた結果，4
歳で 780 ms であったが 12 歳で 390 ms へと漸減し，12 歳でほぼ成人の水準に
まで達することが確かめられている（図 3−32，中嶋，1991）．中でも，5 歳の

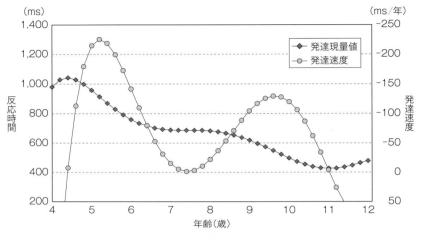

図3-32　全身反応時間の発達

（中嶋義明（1991）子どもの反応時間および歩行の発達的変化に関する研究. 札幌大谷短期大学紀要, 24：75-88より改変）

760 ms から 6 歳の 620 ms へと著しい短縮が認められたことから，幼児期から小学校低学年にかけて全身反応時間が最も短縮する時期であることがわかる. さらに，全身反応時間を動作開始時間と筋収縮時間に分けて動作開始時間の発達の動向を調べた結果，4 歳で 530 ms であったが 12 歳で 275 ms と漸減し，さらに全身反応時間との相関も高いことから（r＝0.9），全身反応時間の短縮に動作開始時間の短縮が関与していることが指摘されている. 一方，筋収縮時間も 4 歳で 270 ms，12 歳で 170 ms と緩やかではあるが，記録が短縮することが認められている. 発育に伴う筋収縮時間の短縮については，5〜18 歳までの男女の全身反応能力測定中の筋収縮時間を調べた結果，男女とも 5 歳から 12・13 歳にかけて急激な短縮を示し，その後停滞することが示されている（脇田ら，1997）. 発育に伴う筋収縮時間の短縮には床反力の上昇率と有意な相関が認められたことから，筋収縮速度の向上が関与していることを示唆している.

（2）持久力の発達

　持久力の指標として一般的に用いられている最大酸素摂取量（$\dot{V}O_2max$）について，$\dot{V}O_2max$ の絶対値（L／min）は体格に比例し，男女とも 4〜13 歳頃まではほぼ直線的に増加し，男子は 15 歳頃まで急激に増加する（**図3-33a**，山西

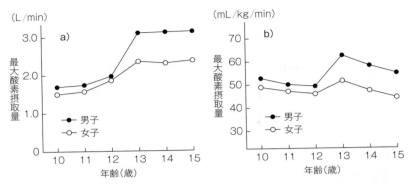

図3-33　発育に伴う最大酸素摂取量の絶対値（a）および相対値（b）の変化
（山西哲郎，萩原　豊，鈴木武文（1980）小・中学生の全身持久力の発達に関する研究（2）.
群馬大学教育学部紀要芸術・技術編，16：113-123より改変）

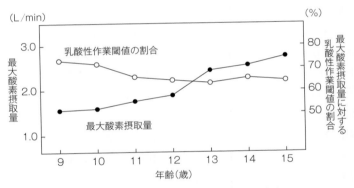

図3-34　成長期における持久的能力の変化
（八田秀雄（2004）成長期における持久的能力の変化とトレーニング．体育の
科学，54：441-445より改変）

ら，1980）．一方，$\dot{V}O_2max$ の相対値（体重1kgあたりの値，mL/kg/min）は，
男子では15歳頃まで増加した後に低下し，女子では児童期中期頃まで増加し
た後に低下する（**図3-33b**，山西ら，1980）．男女でみられる発育発達に伴う
$\dot{V}O_2$ の相対値低下は，脂肪量の増加と関係している．また，$\dot{V}O_2max$ の相対
値は4歳頃にすでに成人の値に達していることから，子どもの呼吸循環器系の能
力は成人と同程度であることを示している．幼児期，児童期の子どもは運動によ
る血中乳酸の蓄積が少ないため，$\dot{V}O_2max$ の約90％の強度で運動を持続できる

（図3-34，八田，2004）．一方，成人では運動による血中乳酸の蓄積が多いことから，$\dot{V}O_2max$ の約60％の強度でしか運動を持続することができない．成長期では最大酸素摂取量に対する乳酸性作業閾値の割合は低下するが，最大酸素摂取量は大きく増加することから，絶対強度では乳酸性作業閾値の値も向上する．成長期に速筋線維が著しく発達するため速筋線維が占める割合が高くなることが（Lexellら，1992），相対的に酸化能力が低下する要因の1つと考えられる．

3）走・跳・投能力の発達

（1）走能力の発達

走能力の発達については，発育に伴う走動作中のストライド長の増加が関与していることが報告されている（宮丸，1973）．一方，走能力の発達の様相を検討した研究では，学年や年齢の平均値を性別ごとに示した結果も多くみられる．ただし，年齢や性別ごとに平均値を示すだけでは，発達のピークを示すことができないという問題点を抱えていた．そこで，20m走の測定結果に対してウェーブレット補間法を適用し，発達速度曲線を算出したのが図3-35である（三島ら，2011・2012）．図3-35のとおり，男女ともに9歳前後に最初の伸びのピークを示し，さらに男子では12歳頃に再び大きな伸びのピークを示していることがわかる．先行研究によって幼児から青年期にかけての走能力の向上に対しては，神経系の成熟（Rossら，2001），主動筋と拮抗筋の協調性の改善（Frostら，1997），ランニング動作の経済性の向上（Morganら，2004）といった神経系の改善に関する要因の寄与が示唆されている．したがって，男女において認められる9歳頃の走能力の著しい伸びにも，神経系の改善に関する要因が寄与していることが推察される．一般的に走速度は幼児から12歳頃まで男女ともに加齢とともに向上するが，思春期を迎えると男女の差が生じることが明らかにされている（加藤ら，1992・1994；斉藤と伊藤，1995；加藤と宮丸，2006）．言い換えれば，思春期を過ぎても男子の記録は向上し続けるが，女子では思春期を境に記録の伸びが緩やかになることを意味している．思春期を境に男女で走能力の発達に差異が生じる理由については，男子では二次性徴に伴う脚筋力や脚パワーの発育が疾走速度に対して正の影響を及ぼすが，女子では皮下脂肪の増量や骨盤の発達が疾走速度に負の影響を及ぼすためだと示唆されている（三島ら，2011；加藤ら，1994）．したがって，男子では12歳頃に走能力の伸びのピークを示すが，女子

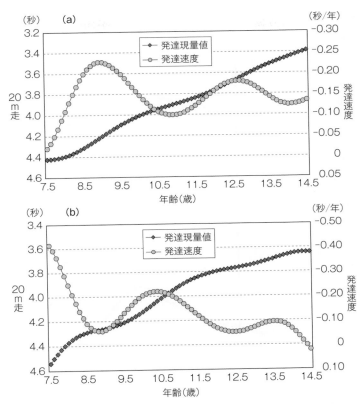

図3-35　発育に伴う男子(a)および女子(b)の20m走の変化

(三島隆章，藤井勝紀，渡辺英次ほか（2011）ウェーブレット補間法による身体組成および運動能力の加齢変化に関する検証－学齢期女子の解析－．青森県スポーツ医学研究，20：7-14；三島隆章，渡辺英次，藤井勝紀ほか（2012）相互相関数から導かれる体脂肪の加齢変化と体力・運動能力発達の類似性について－学齢期男子の解析－．体力科学，61：201-210)

では9歳以降に発達のピークが認められないと考えられる．

（2）跳躍能力の発達

　日本では体力・運動能力調査で行われていたこともあり，跳躍能力を測る種目として垂直とびが広く用いられていた．ただし，1999年から垂直とびに代わり立ち幅とびが測定種目として行われるようになったこともあり，立ち幅とびが跳躍能力を測る種目として広く知られるようになった．

　走能力と同様に平均値を示すだけでは発達のピークを明らかにすることができ

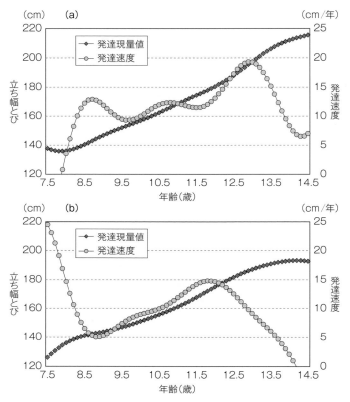

図3-36　発育に伴う男子(a)および女子(b)の立ち幅とびの変化
（三島隆章，藤井勝紀，渡辺英次ほか（2011）ウェーブレット補間法による身体組成および運
動能力の加齢変化に関する検証－学齢期女子の解析－．青森県スポーツ医学研究，20：7-14；
三島隆章，渡辺英次，藤井勝紀ほか（2012）相互相関関数から導かれる体脂肪の加齢変化と体力・
運動能力発達の類似性について－学齢期男子の解析－．体力科学，61：201-210）

ないため，ウェーブレット補間法を用いて速度曲線を算出し，発達のピークを示
したのが図3-36である．図3-36のとおり，男子では局所的発達のピークが
8.7歳，10.8歳および12.9歳の3カ所みられ，12.9歳の速度曲線が8.7歳および
10.8歳より高い値を示した（三島ら，2012）．一方，女子では9.6歳および11.8
歳においてピーク値が認められた（三島ら，2011）．なお，男子の身長の伸びのピー
クの年齢は13.2歳，女子は9.6歳であったことから（三島ら，2011・2012），男
女とも身長発育のピーク前後に立ち幅とびが発達のピークを迎えていることが

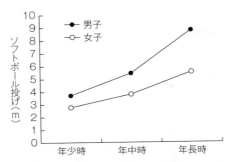

図3-37　幼児におけるソフトボール投げの年次推移
（春日（2009）より作図）

わかる。特に男子では身長の発育がピークを迎える頃から，男性ホルモンの一種であるテストステロンの分泌が増加することが知られている（冨樫，2011）。身長発育がピークを迎える直前のジュニアサッカー選手を対象に，唾液中に含まれるテストステロン濃度と立ち幅とびと同様に跳躍能力を示す垂直とびの跳躍高との間に有意な正の相関があることが認められていることからも（Moreira ら，2013），男子で認められた12.9歳のピークは二次性徴に伴うテストステロンの分泌量増加によってもたらされたと考えることができる。

　一方，成長期以前では筋力の増加ではなく，跳躍動作そのものの改善が立ち幅とびの跳躍距離向上に関与していることが示唆されている。阿江（2008）は，立ち幅とびの動作を評価する観点として，1）準備で膝と腰をよく曲げている，2）腕を後方から前方にタイミングよく振っている，3）離地時に身体全体を大きく前傾している，4）両足で着地している，の4つをあげているが，8歳頃にはほぼ成人と同じ動作パターン，すなわち1）から4）の観点を満たした動作になることが認められている（陳ら，2010）。8歳に至るまでの動作の発達は，3〜5歳の幼児の立ち幅とびの跳躍動作を観察した結果を参考にすることができる。幼児の跳躍動作を観察したところ，3歳児では腕を大きく振らず腰と膝の屈曲・伸展動作だけの跳躍動作，4歳児では腕振りの動作範囲，力強さ，脚伸展動作との協調性はいずれも十分だが腰と膝の屈曲・伸展が不十分な動作，5歳児では腕振りおよび脚の動作のいずれも力強く協調した動作であったと報告している（窪，2009）。また，8歳以降の動作の発達については，小学校1〜6年生の男子児童の立ち幅とびの跳躍動作をバイオメカニクス的手法で分析した結果が報告されて

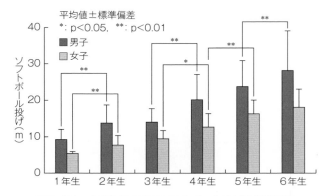

図3-38　小学生におけるソフトボール投げの年次推移
（高本恵美，出井雄二，尾縣　貢（2003）小学校児童における走，跳および投
動作の発達－全学年を対象として－．スポーツ教育学研究, 23：1-15より改変）

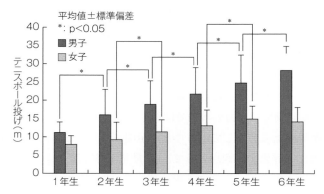

図3-39　小学生におけるテニスボール投げの飛距離
（山崎雅史（2004）「投げる」動作の発達－これまでの分類法を用いた比較－．
第1回上月財団スポーツ研究助成事業報告書より改変）

　いる．1～3年生までは主に上肢のバックスウィング動作を大きく，下肢を深く
折り曲げ，体幹前傾を大きくして跳躍を行っていること，4年生以降では上肢を
前向きに大きく振り込むといった動作の変化が認められている（陳ら，2010）．
したがって，身長発育のピーク以前に認められた立ち幅とびの発達速度曲線の
ピークについては，神経系の改善が関与する跳躍動作の変化が関与している可能
性がある．

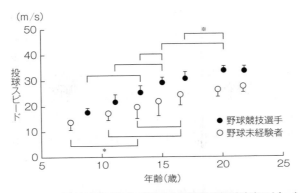

図3-40　野球競技選手および野球未経験者の投球速度スピード
平均±標準偏差.※：野球競技選手において有意差（p＜0.05）.＊：野球未経験者において有意差（p＜0.05）.
（勝亦陽一，金久博昭，川上泰雄ほか（2008）野球選手における投球スピードと年齢との関係．スポーツ科学研究，5：224-234より改変）

（3）投能力の発達

　投能力については，男子では発育に伴い向上するが，女子は発育に伴う大きな変化が少ないといわれている．ただし，幼児期では発育に伴い投能力は向上する．幼児を対象にソフトボール投げの投距離を縦断的に調べた結果では，男女ともに年少時よりも年中時，年長時へと記録が漸増したことが確かめられている（図3-37，春日，2009）．一方，児童期に入ると，男女での投能力の発達の違いが顕在化する．小学校1～6年生の男女を対象に投能力としてソフトボール投げの測定を実施した結果，男子では1～6年生まで経年的に発達したが，特に3年生以降の発達が著しいと報告している（図3-38，高本ら，2003）．一方，女子では4年生までは経年的な発達が認められたが，6年生になると停滞傾向を示したとも報告されている（高本ら，2003）．また，6～11歳までの小学生男女を対象にテニスボールをできるだけ遠くに投げるように指示した結果，男子の6歳で11.15mであった投距離が学年進行に伴い向上し，11歳では28.20mにまで達し，すべての年齢間に有意差が認められた（図3-39，山崎，2004）．女子では6歳で7.89mであり，男子と同様に学年進行と伴に記録が向上し11歳で14.17mとなり，7歳と8歳，9歳と10歳との間に有意な差があることが認められた．さらに，7～24歳の野球競技選手および野球未経験者の男性において投球スピードと年齢

との関係を横断的に調べた結果では，7〜18歳までの間では野球競技選手，野球未経験者ともに年齢が高いほど投球スピードが速いことが認められている（図3-40，勝ろら，2008）．10〜19歳までの野球選手についても，10〜12歳までを思春期前，13〜16歳を思春期中，17〜19歳までを思春期後として投球速度を測定した結果，思春期前より思春期中，思春期中より思春期後の方が，投球速度が速いことも認められている（角田ら，2003）．したがって，男子では幼児期から青年期まで，女子では幼児期から10歳頃までは投能力が漸増すると考えられる．

📖 文　献

阿江通良編（2008）平成19年度日本体育協会スポーツ医・科学研究報告I，幼少年期に身につけておくべき基本運動（基礎的動き）に関する研究−第3報−．日本体育協会．

Albertsson-Wikland K, Rosberg S（1988）Analyses of 24-hour growth hormone profiles in children: relation to growth. J Clin Endocrinol Metab, 67: 493–500.

馬場一雄編（1967）成長の形態学．pp19–22，医学書院．

Bamman MM, Newcomer BR, Larson-Meyer DE, et al.（2000）Evaluation of the strength-size relationship in vivo using various muscle size indices. Med Sci Sports Exerc, 32: 1307–1313.

陳　周業，石井良昌，渡部和彦（2010）児童の立ち幅跳びにおける関節可動域のバイオメカニクス的研究．発育発達研究，48：1–7．

Frost G, Dowling J, Dyson K, et al.（1997）Cocontraction in three age groups of children during treadmill locomotion. J Electromyogr Kinesiol, 7: 179–186.

藤井勝紀（1997）WIMによる体格の平均発育速度曲線から導き出されるMPV年齢の順序性とその性差に関する検討．総合保健体育科学，20：11–19．

藤井勝紀（1998）身体的発育現象におけるphase difference effectの検証．東海保健体育科学，20：75–84．

藤井勝紀（2003）日本女子スポーツ選手における初経遅延の検証−ウェーブレット補間法による解析−．体育学研究，48：523–539．

藤井勝紀（2006）発育・発達への科学的アプローチ−発育・発達と健康の身体情報科学−，三恵社．

Fujii K（2017）Re-verification with regard to Scammon's growth curve proposal of Fujimmon's growth curve as a tentative idea. American Journal of Sports Science, 5: 14–20.

Fujii K, Demura S, Matsuzawa J（2005）Optimum onset period for training based on maximum peak velocity of hight by wavelet interpolation method in Japanese high school athletes. Journal of Physiological Anthropology and Applied Human Science, 24: 15–22.

藤井勝紀,川浪憲一,長谷川泰洋ほか(1994)Wavelet解析による身長発育の時系列分析.
発育発達研究,22:21-28.

藤井勝紀,川浪憲一(1995)Wavelet補間法による男子胸囲の発育曲線から導き出される速度曲線およびPCV年齢の検討.学校保健研究,37:450-459.

Fujii K, Kawanami K(1998)An analysis in regard to relationship between age at MPV of height and weight, and its sex difference. Japanese Journal of School Health, 40: 317-331.

Fujii K, Kim JD(2015)Validation of an evaluation construct for fat-lean judgments based on change in BMI with age. The ICHPER・SD Asia Journal of Research, 7: 87-96.

藤井勝紀,松浦義行(1996)男子体格の平均発育曲線から導き出される速度曲線の解析.
体育学研究,41:247-260.

Fujii K, Matsuura Y(1999)Analysis of the velocity curve for height by the Wavelet Interpolation Method in children classified by maturity rate. Am J Hum Biol, 11: 13-30.

藤井勝紀,斎藤由美,Kim Jundongほか(2010)初経遅延評価システム適用による思春期女子における初経遅延と初経早経の検証-運動実施状況との関係-.教育医学,
55:241-250.

藤井勝紀,山本　浩(1995a)身長の成熟別発育速度曲線の解析.体力科学,44:431-
437.

藤井勝紀,山本　浩(1995b)Wavelet Interpolation Methodによる男子体重発育における PHVの検討.発育発達研究,23:27-34.

福永哲夫,金久博昭,角田直也ほか(1989)発育期青少年の体肢組成.人類学雑誌,
97:51-62.

Garrow JS, Webster J(1985)Quetelet's index(W/H2)as a measure of fatness. Int J Obes, 9: 147-153.

原田碩三編著(2004)子ども健康学.みらい.

八田秀雄(2004)成長期における持久的能力の変化とトレーニング.体育の科学,54:
441-445.

広瀬統一,平野　篤,福林　徹(2002)骨年齢と暦年齢でみた成長期サッカー選手の反応時間とステッピング能力の横断的変化.体力科学,51:299-306.

堀川真那,藤原素子(2011)反復横とびにおける素早い方向転換動作.奈良女子スポーツ科学研究,13:13-22.

金久博昭,角田直也,池川繁樹ほか(1989)相対発育からみた日本人青少年の筋断面積.
人類学雑誌,97:63-70.

Karlberg J(1989)On the construction of the infancy-childhood-puberty growth standard. Acta Paediatr Scand Suppl, 356: 26-37.

春日晃章(2009)幼児期における体力差の縦断的推移-3年間の追跡データに基づいて
-.発育発達研究,41:17-27.

加藤謙一,山中任広,宮丸凱史ほか(1992)男子高校生の疾走能力および最大無酸素パワーの発達.体育学研究,37:291-304.

加藤謙一，宮丸凱史，阿江通良（1994）女子高校生の疾走能力および最大無酸素パワーの発達．体育学研究，39：13-27.

加藤謙一，宮丸凱史（2006）一般高校生の疾走動作の特徴．体育学研究，51：165-175.

勝亦陽一，金久博昭，川上泰雄ほか（2008）野球選手における投球スピードと年齢との関係．スポーツ科学研究，5：224-234.

Keys A, Fidanza F, Karvonen MJ, et al.（1972）Indices of relative weight and obesity. J Chronic Dis, 25: 329-343.

窪　康之（2009）立幅跳動作の発達-力強さと協調性，2つの視点から-．子どもと発育発達，7：191-193.

Lexell J, Sjöström M, Nordlund AS, et al.（1992）Growth and development of human muscle: a quantitative morphological study of whole vastus lateralis from childhood to adult age. Muscle Nerve, 15: 404-409.

前川喜平（2008）高次機能-知能の発達-．バイオメカニズム学会誌，32：74-82.

Malina RM（1969）Quantification of fat, muscle and bone in man, Clin Orthop Relat Res, 65：9-38.

Malina RM, Bouchard C（1991）Growth, Maturation, and Physical Activity. Human Kinetics.

Matoba H, Niu H（1981）The effects of castration and testosterone administration on the histochemical fiber type distribution in the skeletal muscles of the mouse. In: Morecki A, Fidelus K, Kedzior K, et al.（Eds.），Biomechanics VII-B. pp606-611, University Park Press.

松田貴雄，清水康平，馬見塚尚孝ほか（2019）若年エリート女子サッカー選手の除脂肪体重の縦断的変化とパフォーマンスとの関連についての考察．Journal of High Performance Sport，4：61-70.

三島隆章，藤井勝紀，渡辺英次ほか（2011）ウェーブレット補間法による身体組成および運動能力の加齢変化に関する検証-学齢期女子の解析-．青森県スポーツ医学研究，20：7-14.

三島隆章，渡辺英次，藤井勝紀ほか（2012）相互相関関数から導かれる体脂肪の加齢変化と体力・運動能力発達の類似性について-学齢期男子の解析-．体力科学，61：201-210.

三島隆章（2015）体格と体力・運動能力との関係．JATI EXPRESS，45：34-35.

宮丸凱史（1973）幼児の基礎的運動技能における Motor Pattern の発達-1-幼児の Running Pattern の発達過程．東京女子体育大学紀要，8：40-54.

水野晴夫（2015）成長のしくみと最近の成長ホルモン治療の進歩．小児保健研究，74：55-58.

Moreira A, Mortatti A, Aoki M, et al.（2013）Role of free testosterone in interpreting physical performance in elite young Brazilian soccer players. Pediatr Exerc Sci, 25: 186

－197.

Morgan DW, Tseh W, Caputo JL, et al.（2004）Longitudinal stratification of gait economy in young boys and girls: the locomotion energy and growth study. Eur J Appl Physiol, 91: 30－34.

中嶋義明（1991）子どもの反応時間および歩行の発達的変化に関する研究．札幌大谷短期大学紀要，24：75－88．

大西文子編（2012）子どもの保健演習．中山書店．

大山建司（2004）思春期の発現．山梨大学看護学会誌，3：3－8．

Quetelet A（1835）Sur I' home et I' developpement de ses facultes. Essai sur Physique Sociale, Vol.2, Bachelier.（平　貞蔵，山村　喬訳（1939）人間に就いて，上・下．岩波文庫，岩波書店）

Ross A, Leverit M, Riek S（2001）Neural influences on sprint running: training adaptations and acute responses. Sports Med, 31: 409－425.

斉藤昌久，伊藤　章（1995）2歳児から世界一流短距離選手までの疾走能力の変化．体育学研究，40：104－111．

Scammon RE（1930）The measurement of the body in childhood. In: Harris JA, Jackson CM, Paterson DG, Scammon RE（Eds.），The Measurement of Man. University of Minnesota Press.

社本英二，松田智香子，森脇俊道（2000）重量負荷としての体脂肪が身体活動に及ぼす影響（第1報）－加重負荷による仮想体脂肪法の提案と運動能力テストへの適用－．日本生理人類学会誌，5：29－34．

Staron RS, Leonardi MJ, Karapond DL, et al.（1991）Strength and skeletal muscle adaptations in heavy-resistance-trained women after detraining and retraining. J Appl Physiol, 70: 631－640.

鈴木隆雄（1996）日本人のからだ－健康・身体データ集－．朝倉書店．

高石昌弘，樋口満，小島武次（1981）からだの発達－身体発達学へのアプローチ－．大修館書店．

高石昌弘監修,樋口　満,佐竹　隆編著（2012）からだの発達と加齢の科学．大修館書店．

高本恵美，出井雄二，尾縣　貢（2003）小学校児童における走，跳および投動作の発達－全学年を対象として－．スポーツ教育学研究，23：1－15．

田中　望，藤井勝紀（2010）児童・青少年期における身体的発育・発達曲線に関する解析－男子についての解析－．愛知工業大学研究報告，45：27－36．

Tanner JM（1962）Growth at Adolescent, 2nd ed. Blackwell Scientific Publication.

Tanner JM, Whitehouse RH, Takaishi M（1966）Standards from birth to maturity for height, weight, height velocity and weight velocity: British children, 1965. Arch Dis Child, 41: 454－471.

冨樫健二（2011）子どもの身体組成．体育の科学，61：185－190．

辻　延浩，後藤幸弘，辻野昭（1993）大腿筋群の筋力と筋持久力に対する等速性トレー

ニング効果の年齢差について．スポーツ教育学研究，13：79-90．

角田直也，田中重陽，熊川大介ほか（2003）筋形態の発育が競技パフォーマンスの向上に及ぼす影響．国士舘大学体育研究所報，22：79-85．

脇田裕久，後藤洋子，八木規夫ほか（1997）反応動作直前に出現する抑制現象の発達．三重大学教育学部研究紀要，48：75-85．

矢部京之助，池上康男，桜井伸二ほか（1995）全身の急速反復動作における体脂肪の影響．スポーツ医・科学，9：21-29．

山本利春，高橋健一（2002）体脂肪の蓄積がパフォーマンスに与える影響－模擬脂肪装着実験による結果から－．Sportsmedicine，37：44-46．

山西哲郎，萩原　豊，鈴木武文（1980）小・中学生の全身持久力の発達に関する研究（2）．群馬大学教育学部紀要芸術・技術編，16：113-123．

山崎雅史（2004）「投げる」動作の発達－これまでの分類法を用いた比較－．第1回上月財団スポーツ研究助成事業報告書．

吉本隆哉，高井洋平，藤田英二ほか（2012）小・中学生男子の下肢筋群の筋量および関節トルクが走・跳躍能力に与える影響．体力科学，61：79-88．

4章

健康発達と身体のバランス

1．身体とバランス

1）バランスとアンバランス

「バランス」とは，均衡や調和のとれた状態のことを指すが，われわれの身体はさまざまな「バランス」を保つことで成り立っている．たとえば，立位姿勢を保持することを「バランスを保つ」といったり，身体の諸機能のバランスを保持することを「恒常性を維持する」といったりすることがある．言い換えるとバランスが失われる，すなわち「アンバランス」な状態に陥ると，身体にさまざまな異変が生じることになる．したがって，身体とバランスについて考えることは，たいへん有意義なことである．そこで本章では，体格から体力・運動能力に到るまでさまざまな側面から身体におけるバランスについて，健康発達と関連付けて検討を進めていきたい．

2）身体の歪み

1970年代からすでに，保育や教育の現場の教員といった子どもと日々接している者の多くが感じていることに，子ども達の姿勢が悪くなったということがあげられている．保育や教育の教員を対象に子どもの気になる事象について尋ねた結果，「椅子に座っているとき，背もたれによりかかったり，ほおづえをついたりして，ぐにゃぐにゃになる子（背中ぐにゃ）」と回答した割合が，保育所で60.0％，幼稚園で63.8％，小学校で69.3％であったことが報告されている（阿部ら，2011）．姿勢の崩れは生活習慣と関連し，悪い姿勢が習慣化すると改善が困難となり，さらには腰背部痛や胃食道逆流症，心拍増加，呼吸機能低下などさまざまな身体の変調も誘起することも指摘されている（白田と佐藤，2007）．また，体幹が前傾するほど猫背になると，猫背の程度に比例してバランス能力の低下を誘起し，最終的にはスポーツ障害につながる可能性が高くなることも指摘されて

いる（厚東，2018）．さらに，姿勢を保持するために重要な役割を果たしている背筋力の低下が起因となり大脳の前頭葉の活動が低下する可能性があることから，人間的に危機的な状況にあると警笛まで鳴らされている（別所，2007）．したがって，健康的な発育発達を促すためには，身体の歪みという姿勢におけるアンバランスが生じないように留意する必要があることを示している．

　ここで注意しなければならないのは，「姿勢の良し悪し」については明確な基準がないということである．メディカルオンラインで検索可能な1990年から2008年までに発表された論文のうち，「立位姿勢」「良姿勢」「不良姿勢」に関する文献を検討した結果，姿勢の判定は矢状面での鉛直線（垂直線）からの逸脱度合いを観察によって評価したものが多いが，「良い姿勢」の範囲に関する記述はみつけることはできなったと述べられている（辻村，2009）．ただし，良い姿勢について，Kendallは側面からみると垂直線が頭部から耳梁，頚椎の椎体を通過し，肩関節，体幹の中央，大腿骨大転子，膝関節の中央部の少し前，外果の少し前方を通過する，矢野は骨格と筋肉のバランスがよくとれている状態のことをいうなど指摘されており（辻村，2009），さまざまな手法を用いて姿勢を評価しているのが実情である．

　身体に歪みが生じないように，健康的な発育発達を促すためには，現代社会で指摘されている身体の歪みの原因を把握する必要がある．身体の歪みも含めた「子どもの体のおかしさ」の主たる原因として，社会における生活や労働の省力化，外遊びの減少など子ども達の総合的な身体活動量の減少があると指摘されている（厚東，2018）．小学校3〜6年生の児童を対象に，1週間での1日の平均歩数をもとに4,000歩未満をⅠ群，4,000歩から5,999歩をⅡ群，6,000歩から7,999歩をⅢ群，8,000歩から9,999歩をⅣ群，10,000歩以上をⅤ群として立位姿勢を側面から評価した結果，Ⅰ群，Ⅱ群およびⅢ群と比較するとⅣ群およびⅤ群の方が立位姿勢の評価点が有意な高値を示したことから，1日に8,000歩の歩数を確保することが優れた立位姿勢を保つために必要だと指摘している（厚東，2018）．なお，1日に8,000歩の歩数を確保すると優れた立位姿勢を保つことができる理由としては，骨盤の歪みが小さくなること，中殿筋など良い姿勢を保つために必要な筋群の筋力を獲得することができる可能性があることを示唆している（厚東，2018）．

　子ども達の姿勢に異変が生じていることは周知の事実であり，身体の歪みが生

じるメカニズムについても推察がなされているが，対処方法については具体的な方法を模索していたのが現状であった．近年，身体の歪みを正す具体的な方法について，方向性を示す研究の結果が報告されている．4歳および5歳の幼児に5カ月間草履を履かせ，草履導入の前後に姿勢の評価を行って比較した結果，全体的に猫背が改善され，耳，肩，骨盤の端，踝が一直線に並んだ背筋が伸びた姿勢へと変化したと報告されている（宮口と出村，2015）．成人女性に草履を3カ月間履かせた結果では，裸足歩行時に足趾まで体重が移動することで十分な蹴り出しが可能となり，股関節が伸長することで骨盤の前傾が矯正されたと報告されている（福山ら，2006）．幼児で姿勢変化が認められた要因として，草履を履くことで歩行動作の変化が誘起され，さらに歩行動作の変化が姿勢の変化を誘起したと推察されている（宮口と出村，2015）．

3）身体のディメンション論

ディメンション論とは，体型が幾何学的に相似という仮定で体格と身体諸機能の関連性を，距離（l），質量（m），時間（t）を用いながら分析する方法のことである（高石ら，1981）．身長に比例した距離（l）で異次元の項目を示す場合，まずは筋断面積など身体各部位の面積はl^2，体重などの身体各部位の重さはl^3に比例することになる．また，筋力（F）は筋の横断面積に比例することから，l^2に比例することになる．ただし，身体において骨格筋は骨に付着し，関節の働きを介し骨を動かすことで力を発揮していることから，テコの働きを介して力を発揮しているともいえる．トルクとは固定軸のまわりに剛体を回転する力の効果を表す量のことをいうが，身体では固定軸が関節，剛体が骨となる．したがって，身体が発揮するトルクは，筋力（F）と関節である支点から筋が付着している力点までの距離（l）までを掛け合わせたものになる．筋力（F）はl^2であることからトルクは（4-1）式のように示すことができる．

$$トルク = l^2 \times l = l^3 \quad\cdots\cdots\cdots\cdots\cdots\cdots\cdots\cdots\cdots\cdots\cdots\cdots\cdots\cdots\cdots\cdots\cdots\cdots\cdots\cdots \quad (4-1)$$

したがって，トルクはl^3に比例することになる．ただし，抗力は発揮するトルクを支点から作用点までの距離で除するため，（4-2）式のように示すことができる．

$$抗力 = \frac{l^3}{l} = l^2 \cdots\cdots\cdots\cdots\cdots\cdots\cdots\cdots\cdots\cdots\cdots\cdots\cdots\cdots \quad (4\text{-}2)$$

よって，身体が発揮する力である抗力は，l^2 に比例することになる．

時間（t）については，次のように考えられる．まず，力（F）は質量（m）と加速度（a）を乗じて求めるられるため，加速度（a）は（4-3）式のように求めることができる．

$$加速度 = \frac{F}{m} = \frac{l^2}{l^3} = l^{-1} \cdots\cdots\cdots\cdots\cdots\cdots\cdots\cdots\cdots\cdots \quad (4\text{-}3)$$

一方，加速度（a）は，距離（l）を時間（t）の2乗で除すことで算出できることから，（4-4）式のように示すことができる．

$$t^2 = \frac{l}{a} = \frac{l}{l^{-1}} = l^2 \cdots\cdots\cdots\cdots\cdots\cdots\cdots\cdots\cdots\cdots\cdots\cdots \quad (4\text{-}4)$$

すなわち，$t^2 = l^2$ であることから，さらに $t = l$ と示すことができる．

走速度は，ストライドとピッチを乗じると求められる．ピッチは単位時間あたりの歩数であり，時間の逆数で示すことができることから，$t^{-1} = l^{-1}$ と表すことができる．そこで走速度は，（4-5）式のように示すことができる．

$$走速度 = l \times l^{-1} = l^0 \cdots\cdots\cdots\cdots\cdots\cdots\cdots\cdots\cdots\cdots\cdots\cdots \quad (4\text{-}5)$$

したがって，走速度は身長といった長さに規定されない項目であることを示している．

垂直とびや立ち幅とびといった跳躍動作による跳躍距離は，力（F），跳躍動作における身体の移動距離（l），質量（体重，m）を用いると，（4-6）式のとおり求めることができる．

$$跳躍距離 = \frac{F \times l}{m} = \frac{l^2 \times l}{l^3} = l^0 \cdots\cdots\cdots\cdots\cdots\cdots\cdots\cdots \quad (4\text{-}6)$$

よって，垂直とびや立ち幅とびといった跳躍動作による跳躍距離は，走速度と同様に身長に規定されない項目であるといえる．

体力・運動能力の発達について検討する場合，暦年齢よりも体格の発育の方が強く影響を及ぼしていることは周知の事実である．そのため，暦年齢という時間的な因子でなく，生物学的年齢の指標である身長を基準として，体力・運動能力の発達について論じる必要がある．さらには，生物学的指標である身長を基準と

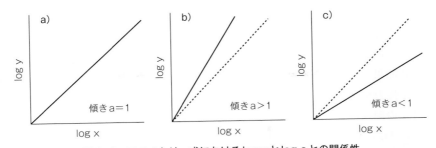

図4-1　アロメトリー式におけるlog yとlog aとの関係性
a) a＝1の場合はyとxの発育発達が等しい．b) a>1の場合はxに対してyの発育発達速度の方
が大きい．c) a<1の場合はyに対してxの発育発達速度の方が大きいことを示している．
（八木光晴，及川　信（2008）生物の体サイズとアロメトリー—エネルギー代謝量と体サイズ—．
比較生理生化学，25：68-72）

して体力・運動能力の発達を相対的に評価する方法に，アロメトリーを用いる方法がある．アロメトリーについては2章2.「4）発意発達学の歴史的意義」（pp58-60）で基本的な説明は示してあるが，ここではさらに詳細に述べていくことにする．

　アロメトリーとは個体の一部の大きさをy，他の一部または全体の大きさxとすると，"$y = bx^a$" という関係が成立する指数関数関係のことであり，"$y = bx^a$" はアロメトリー式とも呼ばれている（八木と及川，2008）．さらにアロメトリー式 "$y = bx^a$" は，両辺の対数をとると直線式 "$\log y = \log b + a \log x$" で表すことができ，直線式 "$\log y = \log b + a \log x$" の "a" は直線の勾配を示している．"$\log y = \log b + a \log x$" 式において直線の勾配を示す係数aは重要な意味をもっており，a＝1の場合はyとxの発育発達が等しく（図4-1a），a>1の場合はxに対してyの発育発達速度の方が大きく（図4-1b），逆にa<1の場合はyに対してxの発育発達速度の方が大きいこと（図4-1c）を示している（熊川と角田，2008；手島と角田，2011）．

　アロメトリーの概念は，身体全体の発育に対して身体の各部分が同じ割合で発育しているか否かを検討する，すなわち相対的発育を検討する手段として用いられてきた．一方，アロメトリーの概念は，相対的発育だけではなく相対的発達にも用いるようになってきている．相対的発達とは体格の発育と体力・運動能力の発達の関連性を明らかにする考え方であるが，体格と体力・運動能力という異次元の項目を比較しなければならない．そこで，異次元の項目を比較するために同一の次元に変換して比較する，ディメンション論を用いることがある．

　体格の発育と体力・運動能力の発達として，筋力の発達に着目して相似関係を検討した結果がいくつか報告されている．Asmussen と Heebøll-Nielsen（1955）は，7～17 歳の男子を対象に筋力として握力を測定して身長発育との関連性を検討した結果，係数 a の値は 3.274 であったと報告している．森下（1966）も筋力として握力を測定し，6～18 歳までの男女児童・生徒を対象に握力の発達と身長発育との関連性を検討した結果，男子では 142 cm で直線の折れを示し，係数 a の値は 142 cm を境にして 3.150 から 4.023 へと変化したと報告している．一方，女子では男子のように直線の折れは認められず，係数 a の値は 3.400 であったとも報告している．

　金久ら（1985）は，6～19 歳の男女を対象に筋力として肘関節および膝関節の屈曲・伸展の最大等尺性筋力をそれぞれ測定し，係数 a の値を算出している．係数 a を算出した結果，男子の肘関節屈曲および伸展ではそれぞれ 3.838，3.081，膝関節屈曲および伸展ではそれぞれ 3.269，3.859 であった．また女子の係数 a の値は，肘関節屈曲および伸展ではそれぞれ 3.711，2.498，膝関節屈曲および伸展ではそれぞれ 2.723，3.661 であった．さらに，Asmussen と Heebøll-Nielsen（1955）は，7～17 歳の男子の膝伸展筋力の係数 a の値は 2.891，肘屈曲筋力の係数 a の値は 3.893 であったと報告している．ディメンション論では，筋力の発達は身長の 2 乗に比例すると考えられているが，実際には理論値より大きい 3 前後の値を示した．

　金久ら（1985）は筋力だけでなく単位筋断面積あたりの筋力も測定し，理論的には身長発育とは関連性のない単位筋断面積あたりの筋力が，上腕屈筋群および大腿伸筋群で身長発育より高い割合で発達していることも確かめている．単位筋断面積あたりの筋力が身長発育より高い割合で発達する理由として，日常生活での筋活動量の増大に対し神経系が適応した結果，発育に伴う単位筋断面積あたりの筋力の増加がもたらされている可能性があると推測している．したがって，単位筋断面積あたりの筋力が理論値より大きな発達と遂げていることが，筋力の発達が理論値より大きいことに結び付いていると考えることができる．

　垂直とびや立ち幅とびといった体力・運動能力の発達についても，体格の発育と体力・運動能力の発達との相互関係というディメンション論の観点から検討がなされている．7～17 歳の男子を対象に垂直とびの係数 a を算出した結果，1.590 であることが確かめられている（Asmussen と Heebøll-Nielsen，1955）．6

〜18 歳までの男女における垂直とびの係数 a について検討した結果では，男子で 145 cm，女子で 132 cm に変移点がみられ，係数 a の値については，男子では変移点の前では 2.355，変移点の後では 2.572，女子では変移点の前では 2.845，変移点の後では 1.392 であったと報告されている（森下，1966）．3〜22 歳までの男子スポーツ選手 3,863 名を対象に係数 a を算出した結果では，立ち幅とびで 1.862，垂直とびで 2.071 であったことが確かめられている（三島ら，2017）．

ディメンション論では垂直とびや立ち幅とびといった跳躍距離の発達は，身長発育と関連性がないとされているが（4−6 式），先行研究の結果からは跳躍距離は身長発育に対して約 2 倍の割合で発達することが明かにされているため，理論値と大きな相違があることがわかる．垂直とびや立ち幅とびの跳躍距離は，（4−6）式を用いることで長さを求めることができるが，筋力（F）は身長の 2 乗ではなく，実際は身長の 3 乗以上に比例していることは前述したとおりである．ただし，体重は身長の 3 乗ではなく 2.5 乗程度の値と比例していることが認められているが（小宮，1977），それでも筋力および体重（質量）の発育発達の割合を考慮したうえで（4−6）式を再計算すると，身長に対して約 2.5 乗に比例することになる．したがって，跳躍距離の発達が理論値よりも高い値を示すのは，跳躍距離を算出する際に用いる項目それぞれが，理論値とかけ離れた発達を示していることをあげることができる．

　最後に走速度の係数 a について，3〜22 歳までの男子スポーツ選手を対象に 20 m 走速度の結果から算出したところ，1.111 という値が得られた（三島ら，2017）．走速度は立ち幅とびや垂直とびと同様に，理論的には身長に規定されない種目であるが（4−5 式），実際の測定値は「1.111」と理論値を大きく上回っている．ディメンション論では，ピッチはストライドに反比例するという前提で理論値を算出しているが，実際の発育発達現象は理論と異なる結果が示されている．男女 45 名を対象に小学校 1 年生から中学校 3 年生までの 9 年間，50 m 走タイムの計測とビデオカメラによる撮影でストライドとピッチを算出した結果，男子では小学校 1 年生から中学校 3 年生まで，女子では小学校 1 年生から中学校 1 年生までタイムの有意な短縮，ストライドの有意な増加が認められた（有川ら，2014）．一方，ピッチは男女ともに小学校 1 年生から中学校 3 年生にかけて，有意な変化は認められなかった．ディメンション論では，ストライドが増加するとピッチは低下するといった前提に基づいているが，発育発達の過程においては「ス

トライドは増加し，ピッチは変化しない」ため，「$l \times l^0 = l^1$」という関連性が成り立つと考えられる．したがって，走速度の発達は「l^1」，すなわち身長発育に規定される可能性がある．

2．身体バランスと疾病

1）痩身と肥満

痩身とは「体の構成成分が著しく減少している状態」（伊藤と篠田，2015），肥満とは「体脂肪が過剰に蓄積した状態」（和田，2018）と定義されている．一般的に，BMI（body mass index）を用いた成人の体型の判定では，$18.5 \, \mathrm{kg/m^2}$ 以上 $25.0 \, \mathrm{kg/m^2}$ 未満が正常，$18.5 \, \mathrm{kg/m^2}$ 未満はやせ，$25.0 \, \mathrm{kg/m^2}$ 以上が肥満と判定される．約3,500名の男性を対象に健康診断の成績を基に検討を行った結果では，BMI の値が $22.2 \, \mathrm{kg/m^2}$ において各種疾病異常（高血圧，脂質異常症，高尿酸血症，肝機能障害，耐糖能異常，心疾患，尿所見異常，肺疾患，上部消化管疾患，貧血）が最も少ないことを明らかにして，さらに理想体重＝身長（$\mathrm{m^2}$）× 22という算出式を提案している（Tokunagaら，1991）．したがって，痩身，肥満ともに健康に対して負の影響を及ぼすことから，痩身でも肥満でもない，すなわちバランスのとれた体型を維持することは，健康な生活を営むためには必要不可欠だと考えることができる．

2）痩身と疾病

日本において，戦後は栄養不足が原因の「やせ」が問題視されていたが，1970年頃には解消された．しかしながら，1985年頃から特に若年女性におけるやせが問題視されるようになった．事実，国民健康・栄養調査によると，20歳代女性において BMI の値が 18.5 未満のやせの者の割合は 1979 年では 14.4％であったが，2010 年では 29.0％へと増加していることが報告されている（厚生労働省，2012）．2020 年では 20.7％へと低下したが（厚生労働省，2020），依然としてやせの者の割合が高い状態が続いている．

若年女性において，やせの者の割合が増加した要因として，自己評価と実際の体格の大きな隔たりをあげることができる．女子大学生を対象にアンケート調査を行った結果では，「おしゃれのために痩せている方が良い」「おしゃれのために

痩せたい」と回答した割合は、それぞれ 93.0 %、90.2 % であったことから、若年女性が痩せたいと考える理由の 1 つに、ファッションに対する関心、すなわちおしゃれに服を着こなしたいということをあげることができる（森ら、2012）。また、アンケート回答者の BMI を算出した結果は 22.6 % が「やせ」、58.5 % が「普通」であったにも関わらず 67.9 % は自分の体形を太めと評価し、理想の体型の BMI は 18.0 であったとの報告もなされている（森ら、2012）。したがって、ファッションに関するさまざまな情報が、若年女性の体形に関する意識に対して、負の影響を及ぼしていると言わざるを得ない状況にある。

　やせた身体を手に入れたいということ自体は、必ずしも身体に対して負の影響を及ぼすとはいえないが、多くの女性がやせた身体を手に入れるために、定期的な運動ではなく食事制限や無理なダイエットを行っていることに問題があると考えられる。事実、女子短大生や女子高校生を対象に行った調査でも、半数以上の者が食事制限を行っていると回答している（大下ら、2019）。

　過去にダイエットにより月経異常を来した経験のある若年女性に対してアンケートを行った結果、1 カ月あたり 0.7〜6.0 kg の体重減少で無月経を来したと報告されている（半藤と小黒、2006）。また、超音波骨密度計を用いて中学生の体型別の骨密度を比較した結果、「標準」「肥満」と比べると「やせ」の骨密度が有意な低値を示したことも認められている（冨樫、2011）。したがって、若年女性において痩身が要因と考えられる健康に対する負の影響については、注意を払う必要がある。

　さらに若年女性が母親となり出産する場合、母親の痩身志向が次世代の子どもの健康に対して影響を及ぼすことが指摘されている。近年、日本において低出生体重児の出生率が増加している。低出生体重児の出現率は、1960 年に 7.5 % であったが、1970 年代後半には 5.5 % にまで低下した（重田ら、2008）。その後、低出生体重児の出現率は増加に転じ、2012 年では 9.6 % にまで上昇している（吉田ら、2014）。低出生体重児には、早産のため出生体重が小さくなるケースと、子宮内での発育不全のために出生体重が小さくなるケースとに分けることができる（吉田ら、2014）。特に子宮内発育不全の場合は、胎内でストレスがかかっているために妊娠週数に伴う胎児の成熟はみられるが、出生時の体重が低くなる。一方、低体重で生まれた子どもは、成人後に生活習慣病を発症するリスクが高くなると報告されている。英国シェフィールドの地域住民を対象に行った調査では、

出生体重が 2,500 g 未満であった者は 3,410 g 以上であった者と比べると，50 歳時におけるメタボリックシンドローム発症率が 13.5 倍であったと報告している（Barker ら，1993）．日本においても，女子短期大学生を対象に行った調査では，出生体重が 2,500 g 未満であった者は，BMI は 23.1 ± 2.7 kg/m^2 と正常であったが，体脂肪率は 33.2 ± 3.9 ％であったことから，将来生活習慣病を発症するリスクの高い「隠れ肥満」であることが確かめられている（重田ら，2008）．よって，低出生体重で出生することは，生まれながらにして生活習慣病に罹患するリスクを背負うことを示唆している．

3）肥満と疾病

日本肥満学会（2016）は，肥満の定義を脂肪組織が過剰に蓄積した状態としている（小川と宮崎，2015）．肥満と判定するためには体脂肪量を測定する必要があるが，日常診療や健康管理などの現場で簡単に判定できる体格指数が用いられるのが一般的である（宮崎，2011）．体格指数についてはさまざまな指数が提案されてきたが，現在では体重（kg）を身長（m）の 2 乗で除した値である BMI が通常用いられており（宮崎，2011），BMI が 25 kg/m^2 以上のものを肥満と定義している（小川と宮崎，2015）．さらに日本肥満学会は，BMI が 25 以上 30 未満を肥満 1 度，30 以上 35 未満を肥満 2 度，35 以上 40 未満を肥満 3 度，40 以上を肥満 4 度と分類し，BMI が 35 以上を高度肥満と定義している（小川と宮崎，2015）．一方，欧米で広く用いられている WHO 基準では，BMI が 30 以上のものを肥満（Obese），BMI が 25 以上 30 未満のものを過体重（Preobese）と定義している（表 1-1，p11 参照）．日本肥満学会（2016）の定義と WHO の基準を照らし合わせると，BMI が 25 以上 30 未満のものを肥満とするか否かとする点が異なっていることになる．2019 年度の国民・栄養調査によると，15 歳以上で BMI が 30 以上の者の割合は男性で 4.1 ％，女性で 3.6 ％であったと報告されている（厚生労働省，2020）．一方，2003 年度の国民健康・栄養調査では，15 歳以上で BMI が 30 以上の者の割合は男性で 2.8 ％，女性で 3.1 ％であったと報告されていることからも，BMI が 30 以上のものの割合は，ここ最近で大きな変化は示していないことになる．しかしながら，米国では成人において BMI が 30 以上のものの割合は 35 ％にも上るが，日本と米国における肥満に起因する合併症の有病率は大きな差がないことから（小川と宮崎，2015），日本では欧米と比較し

て肥満度が低くても，肥満に起因する疾病に注意を払う必要があることを意味している．事実，日本人では有病率や死亡率が最も低いとされる BMI 22 を基準とした場合で，高血圧，高トリグリセリド血症，低 HDL 血症は BMI 25，高血糖は BMI 27，高コレステロール血症は BMI 29 で約 2 倍の発症率であることが示されている（小川と宮崎，2015）．

　肥満症は，肥満と判定されかつ肥満に起因ないし関連した健康障害があるか，あるいは内臓脂肪が過剰に蓄積した状態をいう（宮崎，2011）．肥満と疾病との間に関連性があることが認められているが，皮下脂肪の蓄積だけではなく，さまざまな疾患を引き起こしやすいハイリスク肥満である内臓脂肪蓄積型肥満の危険性も指摘されている（小川と宮崎，2015）．たとえば，BMI が同程度であっても，ウエスト／ヒップ比の大きい内臓脂肪型肥満の方が，糖尿病や脂質異常などの代謝異常や動脈硬化症を発症しやすいことが指摘されている（小川と宮崎，2015）．日本肥満学会の診断基準では，へそレベルでの CT 断面像での内臓脂肪面積 100 cm^2 以上を内臓脂肪型肥満としている（小川と宮崎，2015）．職業健診結果を解析したところ，男性では BMI が 25 kg/m^2 以下であっても内臓脂肪面積が 100 cm^2 を超えるものが 20％程度いることが報告されていることから（小川と宮崎，2015），日本人男性では BMI が低くても内臓脂肪蓄積に関連した疾病の発症リスクが高い者がいる可能性があることに注意しなければならない．

　内臓脂肪の蓄積が疾病発症に及ぼすメカニズムは，内臓脂肪は皮下脂肪と比べ脂肪組織由来の生理活性物質やホルモンなどの分泌異常が生じることが関与していると考えられている（笹井ら，2008）．内臓脂肪から放出される生理活性物質の総称であるアディポサイトカインはさまざまな生理機能を有していることが明かにされており，アディポサイトカインにはレプチン，アディポネクチン，TNFα，PAI-1，アンジオテンシノーゲンなどが含まれている（前田と下村，2011）．アディポサイトカインに含まれるアディポネクチンは，脂肪細胞から特異的に分泌されているにもかかわらず，肥満および内臓脂肪蓄積時に分泌が低下し，逆に体重減少に伴って分泌が増加する（前田と下村，2011）．人を対象とした大規模研究において，アディポネクチンの血中濃度が低いとメタボリックシンドロームの危険因子数が増え，冠動脈疾患の合併率が高くなることが報告されている（前田と下村，2011）．また，アディポネクチンの血中濃度が低いことが糖尿病の予測因子となることからも，肥満や脂肪蓄積により早期に生じるアディポネクチンの分泌

低下が全身的なメタボリックシンドロームや動脈硬化の発症につながると考えられる．言い換えれば，脂肪組織は単にエネルギーを貯蔵しているだけではなく，アディポサイトカインを産生・分泌することで生体内の恒常性を保っていることも意味している（前田と下村，2011）．

　近代化に伴い日常生活においてさまざまな変化がもたらされたが，「働き方」にも大きな変化がもたらされた．近代化が進行する前までは，ブルーカラーと呼ばれる職業に就く者が多かったが，近代化が進行した1960年頃からホワイトカラーと呼ばれる職種に就く者が増加してきた．肥満は職業上の身体活動と強く関連するといわれているが，勤務中に肉体的活動が少ない座位が多い職業は肥満になりやすいことが示されている（水野ら，2016）．15〜69歳までの男女10,785名を対象に職業での身体活動と肥満との関連性について検討した結果，座位が多い職業に就いている者は立ち仕事が多い職業に就いている者と比べ，過体重や肥満になるリスクが高くなることが報告されている（Chauら，2012）．仕事が肥満をもたらす職業的な因子として，長時間労働，座位が多い仕事，ストレスの多い仕事，シフト勤務などがあげられている（水野ら，2016）．近代化が進み，職業形態が変貌を遂げてホワイトカラーと呼ばれる職種に就く者が増えていること，肥満をもたらす職業的な因子として座位が多い仕事があげられていることからも，肥満につながる生活習慣をもつ者が増えていることを示唆している．さらに，特定の職業と肥満との関連性が指摘されていることもあり，肥満を「職業習慣病」と呼ぶこともある（水野ら，2016）．たとえば，エンジニアは肥満になりやすい職業であることが報告されており，「メタボエンジニア」との造語もあるくらいである（水野ら，2016）．パソコンの使用時間，テレビの視聴時間，テレビゲームの実施時間およびスマートフォンの使用時間の総和はスクリーン時間といわれているが，スクリーン時間と肥満との関連性も指摘されていることからも（水野ら，2016），今後，スマートフォン等の普及がさらに進むと肥満の者が増加する可能性が高いことを示唆している．

　肥満者は若年であってもコレステロールや中性脂肪等の異常値出現率が高いことが報告されているが，隠れ肥満では過体重であっても肥満判定では見逃しやすい．したがって，低体重または普通体重であるにもかかわらず，体脂肪率が高い隠れ肥満の状態である若年者が問題視されている．藤瀬と長崎（1999）は，1,278名の男子学生および707名の女子学生を対象にBMIは男女とも19.8 kg/m^{2}以上

24.2 kg/m² 未満かつ体脂肪率が男子では 20％，女子では 30％以上の者を隠れ肥満の判定基準とした結果，男子では隠れ肥満が全体の 5.4％であったのに対して女子では 13.6％であったと報告している．また，高橋ら（2002）は 385 名の女子学生を対象に肥満を体脂肪率 30％以上および BMI が 24 kg/m² 以上，隠れ肥満を体脂肪率 30％以上および BMI が 24 kg/m² 未満，隠れ肥満予備群を体脂肪率が 25％以上 30％未満として検討した結果，肥満は 6.4％，隠れ肥満は 5.7％，隠れ肥満予備群は 34.2％であったと報告している．なお，隠れ肥満予備群の BMI の平均値は 21.2 kg/m² であったことからも，若年女性においては一見すると痩せているが肥満の一歩手前の状態である者が多いことを示している．

　若年者において隠れ肥満が問題視される理由の 1 つに，肥満である状態が特に内臓脂肪と密接に関連していることをあげることができる．内臓脂肪が蓄積した肥満では，糖および脂質代謝異常，循環器疾患などの合併症と密接に関連していることが明かにされており，内臓脂肪蓄積がもたらす生活習慣のリスクは中高年だけの問題ではなく，幼児期，学童期から大学生に至るまで幅広い年代において問題となっている（梅原，2016）．若年女性に隠れ肥満が多い要因として，やせ願望やダイエット志向の強い若年女性における極度な摂取エネルギー制限によるダイエットの繰り返しや，食生活の乱れといった生活習慣が，筋肉量や骨量の減少および体脂肪の増加を誘起することをあげている（安田と原，2008；石原と中島，2017）．99 名の女子短大生を対象に内臓蓄積と生活習慣との関連性を検討した結果では，36.4％が内臓脂肪型肥満と判定され，内臓脂肪型肥満と判定された者は間食する頻度が高く毎日清涼飲料水を摂取する割合も高かったことからも（梅原，2016），若年女性における誤った認識が，隠れ肥満を誘起していると考えられる．

　体脂肪が過剰に蓄積した状態を「肥満」というが，肥満と関連する健康障害を合併するかその合併が予想され，医学的に減量を必要とする病態を「肥満症」という（和田，2018）．肥満症としては，心臓病，脂質異常症，高血圧，糖尿病，脳卒中，メタボリックシンドロームなどがあげられているが，肥満が問題視されるのは肥満から肥満症へ移行する危険性が高いからである（和田，2018）．そこで，以下に動脈硬化，高血圧，脂質異常症および糖尿病をとりあげる．

（1）動脈硬化
　血管を形成する血管壁はゴムのように伸び縮みすることによって血圧の急激

な変化に対処しているが，血管が本来もっている特徴が低下した状態を動脈硬化，動脈硬化が原因で発症する病態を動脈硬化症という（和田，2018）．肥満は動脈硬化を発症，進展させやすく，心臓血管疾患，脳血管疾患の危険因子であることが指摘されているが（宮崎，2011），中でも内臓脂肪の関与が注目されている．脂肪細胞で産生・分泌されるサイトカインの1つである線容阻害因子（plasminogen activator inhibitor-1：PAI-1）は，血中に存在し血栓の溶解を強く阻害する蛋白であり，生体に炎症が生じると急性期反応物質として数倍から数十倍と著しい増加を示す（山本，2008）．PAI-1は線溶系に作用し，血栓傾向の促進因子であることから，動脈硬化の成因に関わると考えられてきた（松沢，1997）．PAI-1は脂肪から分泌されるが，脂肪量とPAI-1との関連性について検討した結果では，皮下脂肪との相関はさほど高くはなかったが，内臓脂肪の蓄積とともにPAI-1の値が上昇することが確かめられている（松沢，1997）．したがって，内臓脂肪の蓄積がPAI-1の合成を促進し，PAI-1の血中濃度が高くなると血栓性が増加し，結果的に動脈硬化病変の発症に寄与する可能性が高いことを示している（松沢，1997）．

（2）高血圧

　高血圧とは，心臓から全身に血液を送り出すときに血管にかかる圧力が，一定の基準値よりも高い状態のことである．高血圧治療ガイドライン2019では，120かつ80 mmHg未満を「正常血圧」，120〜129かつ80 mmHg未満を「正常高値血圧」，130〜139/80〜89 mmHgを「高値血圧」，140/90 mmHg以上を「高血圧」と定義している（表4−1，冨山，2019）．血圧レベルと予後の関連性については，正常血圧と比較すると正常高値血圧の血圧レベルから脳血管疾患発症，さらには認知症や日常生活動作の低下が確認されていることからも（冨山，2019），高血圧に移行しないように注意することが重要である．

　近年，肥満と高血圧との関連性について指摘されている．肥満と高血圧との関連性について，軽度から中等度の肥満者におけるBMIと左室心筋重量との間に正の相関が認められたこと，同程度のBMIであっても内臓脂肪型肥満の方が血圧は高いことが明らかにされていることからも，密接な関連性があることを意味している（高田ら，2014）．日本では食塩の過剰摂取に伴う高血圧が多いとされてきたが，近年，特に男性において肥満に伴う高血圧患者が増加している（高田ら，2014）．さらには，非高血圧者を対象に観察した結果では，内臓脂肪型肥満

表4−1　血圧レベル分類の呼称

血圧レベル	JSH2019	血圧レベル	JSH2014
＜120かつ＜80	正常血圧	＜120かつ＜80	至適血圧
120〜129かつ＜80	正常高値血圧	120〜129/80〜84	正常血圧
130〜139/80〜89	高値血圧	130〜139/85〜89	正常高値血圧
≧140/90	高血圧	≧140/90	高血圧

JSH2019：高血圧治療ガイドライン2019，JSH2014：高血圧治療ガイドライン2014
（冨山博史（2019）健康診査と高血圧治療ガイドライン2019．総合健診，46：449−455）

者に高血圧の発症が2.33倍高いことも報告されている（高田ら，2014）．米国においても，成人男性を対象に検討した結果，7年間でBMIが2.4以上増加した群はBMI減少群と比較して高血圧発症のオッズ比が1.68であったほか，約10年間でBMIが増加した群ではBMI安定群と比較してオッズ比が1.6であったとの報告もある（畑中ら，2012）．

肥満による高血圧が発症するメカニズムについては，次のような多くの因子が関与していると考えられている（高田ら，2014）．

（1）肥満に伴う循環血液量の増加に伴い心拍出量が増加する．

（2）食事摂取量の増加は，ナトリウムの過剰摂取を伴い，体液量の増加や交感神経系の活性化を誘起する．

（3）中性脂肪の代謝に伴い遊離脂肪酸が放出され，インスリン抵抗性が惹起される．

（4）高インスリン血症に伴い血漿アルドステロン濃度が増加する．

（5）脂肪増加に伴いレプチンやTNF-α（tumor necrosis factor-α）といったアディポサイトカインの分泌増加およびアディポネクチンの分泌低下が起きる．

（6）閉塞性睡眠時無呼吸に伴う交感神経活性化．

（3）脂質異常症

中性脂肪やコレステロールなどの脂質代謝に異常をきたし，血液中の値が正常域を上回った状態を脂質異常症という．動脈硬化の危険因子の1つである脂質異常症は，放置すれば脳梗塞や心筋梗塞などの動脈硬化性疾患をまねく原因となることからも，日本で行われた研究をもとに診断基準が決定されている（**表4**

表4-2　脂質異常症のスクリーニングのための診断基準（空腹時採血）

LDL コレステロール	140mg/dL 以上	高LDLコレステロール血症
	120〜139mg/dL	境界域高LDLコレステロール血症
HDL コレステロール	40mg/dL 未満	低LDLコレステロール血症
トリグリセリド	150mg/dL 以上	高トリグリセライド血症

（寺本民生（2013）動脈硬化性疾患予防ガイドライン2012年版−改訂のポイント−．栄養学雑誌，71：3-13）

−2，寺本，2013）．脂質異常症の診断基準は，低比重リポ蛋白コレステロール（LDL-C）が中心であることは多くのエビデンスにもとづいたものであるが，リスクの高い患者を対象としていることは認識する必要がある（寺本，2013）．したがって，絶対リスクが高い場合のみ治療を勧めるのであり，決して**表4-2**の診断基準がそのまま治療対象となるわけではないことを十分認識する必要がある（寺本，2013）．そのため，**表4-2**にはあえて「スクリーニングのための」という文言が加えられている．

（4）糖尿病

血液中のグルコース濃度のことを血糖値というが，血糖値が正常の範囲より高い状態が継続する症状を糖尿病という（和田，2018）．日本において戦後数十年間で糖尿病患者は激増し，現在では患者数は約1,000万人にまで達している（門脇ら，2018）．日本人において糖尿病が激増した理由として，日本人は欧米人と比較してインスリン分泌が約半分であること，さらには高脂肪食や運動不足等の欧米型生活習慣が普及したことによって肥満や内臓脂肪蓄積に伴うインスリン抵抗性が増加したことがあげられている（門脇ら，2018）．

糖尿病の診断に到るには，まず糖尿病型を2回確認するが1回は必ず血糖値で確認する方法がある（日本糖尿病学会，2019）．糖尿病型において血糖値については，空腹時に126 mg/dL以上，あるいはブドウ糖負荷試験2時間後に200 mg/dL以上，随時200 mg/dL以上であること，HbA1cが6.5％以上であることが診断基準である（**表4-3**）．別の日に行った検査で糖尿病型が2回以上認められると糖尿病と診断されるが，HbA1cを2回行う診断は不可であり，2回のうち1回は必ず血糖値のいずれかで糖尿病型を確認する必要がある．ただし，血糖値とHbA1cが同一採血でそれぞれ糖尿病型を示すことを確認できれば，1回の検

表4-3　糖尿病型について

糖尿病型	血糖値	空腹時 ≧ 126mg/dL
		ブドウ糖負荷試験2時間値 ≧ 200mg/dL
		随時 ≧ 200mg/dL
	HbA1c	≧ 6.5%

（日本糖尿病学会編・著（2019）糖尿病診療ガイドライン2019. p5. 南江堂）

査だけで糖尿病と診断することができる．一方で口渇，多飲，多尿，体重減少といった糖尿病の典型的な症状や確実な糖尿病網膜症の存在の条件がひとつでもあれば，血糖値が糖尿病型を示していれば1回の検査だけで糖尿病と診断することができる．さらには，現時点での血糖値が糖尿病型の基準値以下であったとしても，過去に糖尿病と診断された場合は，糖尿病として対応することになる．

3．身体バランスと運動

1）運動不足とは

　日本において，1960年代頃からの高度経済成長に伴い，モータリゼーションが急速に進展した．1975年では自家用車の世帯当たりの普及台数は0.475台であったのに対して，2005年には1.100台，2019年では1.052台と，1975年と比較すると現在では約2倍の保有台数となっている（図4-2）（一般財団法人自動車検査登録情報協会，2019）．自家用車の保有が「一家に1台」の時代から「1人に1台」へと変貌を遂げたこともあり，自由に自家用車で目的地まで移動することが容易となった．一方，便利な時代へと変貌を遂げたのと反比例するかのように，日常生活における歩数が減少してきている．厚生労働省（2020）の国民健康・栄養調査の結果では，1日の歩数は2000年頃までは男性で8,000歩，女性で7,000歩を越していたが，その後下降に転じ，2018年では男性で6,794歩，女性で5,942歩にまで低減している（図4-3）．便利な世の中になった見返りとして，1日の歩数の減少に代表される身体活動は減少していることは間違いないが，身体活動と健康との関連性が指摘されていることは，見過ごすことができない問題である．身体活動と健康との関連性については，多くの先行研究が発表されている．たと

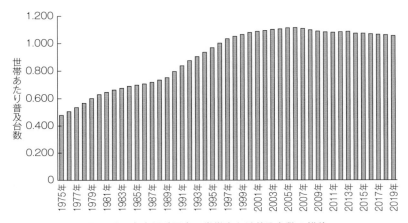

図4-2　自家用乗用車の世帯当たり普及台数の推移
（一般財団法人自動車検査登録情報協会（2019）自家用乗用車（登録車と軽自動車）の世帯当た
り普及台数より改変）

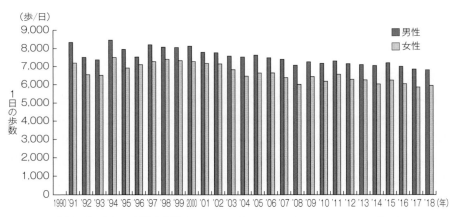

図4-3　1日の歩数の推移（厚生労働省「国民健康・栄養調査」をもとに作図）

えば，416,175名の20歳以上の男女を対象に平均8.05年の追跡調査を行った結
果では，週に平均92分，あるいは1日平均15分の運動をする少ない運動量の群
でも，運動しない群と比較すると全死亡率が14％減少し，寿命が3年延長する
ことが認められている（Wenら，2011）．

　便利な時代へと変貌を遂げたことから，日常生活の活動量は減少しているが，
移動等に要した時間を余暇へと費やすことが可能になるとも考えられる．すなわ

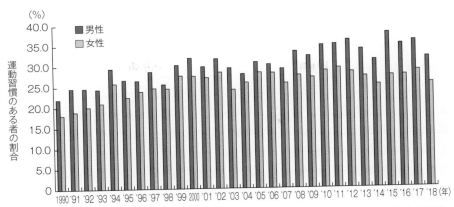

図4-4　20歳以上で運動習慣のある者の割合（厚生労働省「国民健康・栄養調査」をもとに作図）

ち，便利な時代へと変貌を遂げると，日常的な運動習慣も増加すると推察することができる．運動習慣と健康については，多数の報告がなされている．厚生労働省研究班は，岩手県二戸，秋田県横手，長野県佐久，沖縄県中部，東京都葛飾区，茨城県水戸，新潟県長岡，高知県中央東，長崎県上五島，沖縄県宮古および大阪府吹田の11保健所管轄内に住む45〜74歳の男女約8万3,000人を対象に10年間追跡調査を実施した結果，身体活動量が多い人ほど死亡リスクが低い傾向があることが明らかにされている（Inoueら，2008）．また，スポーツ活動への参加と寿命との関連性についても検討がなされている．約8万人の男女を対象にスポーツ活動への参加が寿命の延長に及ぼす影響を検討した結果，サイクリング，スイミング，ラケットスポーツ，エアロビクスへの参加が寿命を延長する効果があることを示唆している（Ojaら，2017）．したがって，便利な世の中となったことで運動を行う時間を確保しやすくなり，運動不足による負の影響も減少するとも考えられるが，実際はどうであろうか．

　わが国において20歳以上で運動習慣のある者の割合は，厚生労働省（2020）の国民健康・栄養調査結果によって報告されている．1988年度では運動習慣のある者の割合は男性で19.1％，女性で14.1％であったが，2000年度になると男性で31.9％，女性で27.4％にまで増加した．しかし，その後増加は鈍化し，運動習慣のある者の割合は2018年度では男性で31.8％，女性で25.5％に留まっている（図4-4）．したがって，便利な世の中になったとしても運動習慣のある者

の割合は半分にも達していないことから，運動不足が起因となる健康リスクと背中合わせの状態にある者は少なくないと推察される．

2）身体的バランスの体力

　体力については，広辞林（第6版）では「からだの力．からだが作業などに耐える能力．健康障害に対するからだの抵抗力」，日本語大辞典（第6版）では「人間の活動の基礎となる身体的能力．体格，筋力や瞬発力などの行動力，環境の変化に耐える抵抗力が含まれる」などと定義されている．今では「体力」という言葉があたり前のように辞典で定義されているが，体力という言葉が広く周知されるようになったのは，運動生理学について研究を推進した福田邦三，猪飼道夫という2人の研究者の影響が大きいといわれている．

　福田は，一般教養科目として体育が必須単位となった新制大学の学生用教科書として著した「体育学通論」（1949年）の中で，体育はよい体をつくることを目標としての教育であるとしたうえで，よい体を審美的価値，利用価値という価値判断に分けた（宮下，1997）．また，よい体を自然の困難や病原菌の侵入に対して防御，調整，復元する能力が高い「消極的方面」と労働やスポーツにおいて，課せられた作業をよく成し遂げることができる「積極的方面」という2つに分けるという考えを示した（宮下，1997）．その後，「日本人の体力」（1968年）という著書の中で，体力について防衛体力と行動体力に分けることを提案している．ここでいう防衛体力とは身体が生存および健康をおびやかす自然界の侵入に対し，種々な意味の生理学的防衛作用がいかに発揮されるかということであり，行動体力とは身体が行動に駆り立てられた場面で体技として発揮される能力としている（宮下，1997）．

　福田邦三の指導を仰いだ猪飼道夫も体力について著書で言及しており，「体育の科学的基礎」（1968年）では，体力を身体的要素と精神的要素に分けることを提案し，体力の構成図を示した（図4-5，宮下，1997）．現在における体力の定義は，猪飼が示した体力の構成図をもとにしていることから，福田および猪飼の功績によって，日本における体力の定義が成立したとも考えることができる．

　前述したとおり，体力を養うことの重要性は広く認識されていたこともあり，体力テストは目的を変えながらも過去から現在に至るまで行われている．1939年に制定された体力章検定では，国防力の充実や労働力の拡充を主な目的として

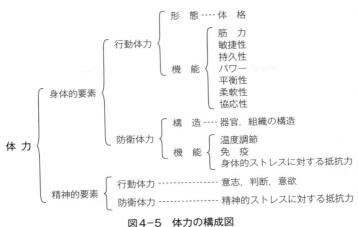

図4-5 体力の構成図
（宮下充正（1997）体力を考える－その定義・測定と応用－．杏林書院）

種目を制定し，実施された．たとえば，投能力を測るテストとして手りゅう弾投げが行われているように，現在行われているテストとは，趣が異なるものであることが伺える．さらに，1940年に制定された国民体力法では，体力を測るテストは「運搬」の1種目であった（宮下，1997）．運搬では長さ6mの2本の直線と直径2m30cmの半円からなる周回走路を25kgの重量の俵を担いで，30秒間で周回した回数を測定する種目であった（宮下，1997）．その後，1963年に文部省によってスポーツテストが制定された．スポーツテストは運動能力テストと体力診断テストから構成され，運動能力テストは走・跳・投といったスポーツの基礎的な能力，体力診断テストは運動の基礎的要因である敏捷性，瞬発力，筋力，持久力および柔軟性を調べる目的として始められた．1999年には実施項目を大幅に見直して，現在実施されている新体力テストに移行した．新体力テストにおいては，中高齢者も測定を行うことを前提としているが，そもそも一般成人において測定すべき体力とは何であろうか．

　一般に中高齢者においては，特定のスポーツ種目で高いパフォーマンスを成就するよりも，自立して活力ある豊かな生活を営むことの方が重要であることから，中高齢者の体力・運動能力を考える場合，自立して活力ある豊かな生活を営むために必要な能力として考える必要がある（金ら，1993）．高齢期において生活の質を維持し，自立した生活を延ばすためには，運動などの生活習慣を身に付け，

生涯を通じた健康づくりが重要であると考えられる（宮原ら，2004）．人の健康寿命は体力水準や日常生活の身体活動量と緊密な関係があり，体力の維持・改善が健康関連 QOL（quality of life）の維持・改善につながるともいわれている（高木，2013）．ただし，中高齢期の体力低下は個人差が非常に大きく，高齢期以前の運動経験の蓄積および高齢期における日常生活や運動習慣の影響が体力や健康状態を大きく左右することから（南ら，2001），定期的に体力・運動能力を測定することはたいへん重要である．

　人の行動力の源となる体力・運動能力には，有酸素性能力，筋力，瞬発力，柔軟性，敏捷性および平衡性がある（李ら，1993）．また，中高齢者の体力テストにおいて生活習慣病の予防と関連するとされる健康関連体力には，体脂肪率，握力・脚力，長座体前屈および最大酸素摂取量，さらに高齢者が活動的な日常生活を送るのに必要と考えられる敏捷性（ステッピングテスト）および平衡性（開眼・閉眼片足立ち）が適切であると指摘されている（稲垣ら，2005）．高齢者において自立して活力ある日常生活を営むのに必要となる能力を活動能力として定義し，体力・運動能力との関連性を検討した結果では，8の字歩行，豆運び，握力，上肢挙上角，開眼片足立ちが選択されている（金ら，1994）．65～89歳までの男女高齢者を対象に体力の因子構造を検討した結果では，「筋力因子」「四肢の敏捷性因子」「平衡性因子」および「柔軟性因子」の4因子が抽出されたと報告している（中ら，1997）．

　高齢女性の身体活動の遂行に必要な体力・運動能力について，筋力，移動，バランス，柔軟性をあげている（宮原ら，2004）．また，高齢女性において日常生活における活動能力は，調整力，上肢および手指の協調性，敏捷性，上肢の筋力，下肢の筋力，平衡性および手の反応の速さで構成されていたことから，組テスト作成には8因子を反映する測定項目を選べばよいと考えられている（金ら，1993）．60歳以上の女性高齢者における体力因子構造を検討した結果では，筋力因子，柔軟性因子，神経機能因子および呼吸機能因子の4因子が抽出されている（出村ら，1996）．若年者から高齢者までの体力・運動能力の測定に必要最低限の項目として，握力，長座体前屈，閉眼片足立ち，最大歩行時間が用いられている（宮原ら，2004）．

　体力テスト項目の選択に際して考慮すべき点として，妥当性，信頼性，客観性および実用性に優れた項目を選ぶことが望ましいとされている（稲垣ら，2005）．

総合的な体力年齢を推定するためのテスト項目としては，類似度の低い体力要素，運動要素を用いることが妥当である（李ら，1993）．ただし，高齢者に実施する体力テスト項目を選択する場合は，特に安全性と身体的，精神的負担等を考慮した実施可能な種目を選択すべきである（李ら，1993）．

テスト項目としての妥当性とは，加齢に伴う運動機能の低下を反映するテスト項目であることが望ましく，年齢と高い相関を示す項目が適切である（稲垣ら，2005）．すなわち，測定した結果が暦年齢と直線的な関係を示すことが必要である（李ら，1993）．ただし，年齢と極端に高い相関を示すと生活習慣に関係なく年齢でほぼ決まってしまうため，年齢とは中程度の相関を有する項目が適切であるともいわれている（稲垣ら，2005）．妥当性という点では，生活習慣病などとの関連性があることも重要である（稲垣ら，2005）．全身持久力は，死亡，循環器疾患およびメタボリックシンドローム等の独立した危険因子であることが明かにされている（運動基準・運動指針改定に関する検討会，2013）．また，全身持久力は高血圧や冠動脈疾患の危険因子の1つとされ，総死亡率に対して負の相関を示すことも報告されている（高木，2013）．したがって，ある特定の体力・運動能力だけでなく，さまざまな体力・運動能力を測定する必要があることを意味している．

3）適度な運動とは

現代社会において健康に悪影響を及ぼすことが指摘されている「運動不足」を解消するためには，運動を継続して実施する必要がある．ただし，やみくもに運動を行うのではなく，個々の状況に応じて適度な運動を計画的に実施する，すなわち運動処方に取り組む必要がある（和田，2018）．運動処方の多くは「体脂肪の減少あるいは増加の抑制」や「心肺機能（最大酸素摂取量）の保持・増進」を目的に行うこととなる（和田，2018）．適度な運動を行うということは，前節（pp159-162参照）で述べた運動不足にならないことと表裏一体であるといえる．

一方，身体活動を行えば行うほど健康状態が改善されるのではなく，身体活動を過度に行うことが健康に対して負の影響を及ぼすことが示唆されている．Armstrongら（2015）は，1996年から2001年の間に50〜64歳までの約110万人の女性を対象に運動習慣と健康状態との関連性を検討した結果，冠動脈性心疾患においては身体活動を行う頻度が「まったく・ほとんどしない」から「週に4〜6

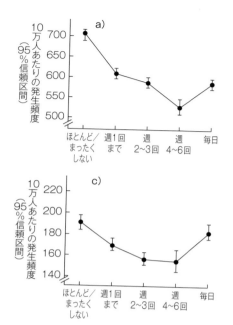

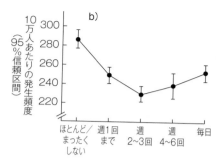

図4-6　運動の頻度とa）冠状動脈性心疾患，b）脳血管疾患，c）静脈血栓塞栓症の発生頻度との関係（Armstrongら（2015）をもとに作図）

回」まで増加するにしたがって発生件数は減少したが，「毎日」まで頻度が増加すると逆に発生件数が増加したと報告している（図4-6a）．さらに，脳血管疾患および静脈血栓塞栓症においては，身体活動を行う頻度が「まったく・ほとんどしない」から「週に2〜3回」までは発症件数が減少したが，「週に4〜6回」さらに「毎日」と身体活動の頻度がさらに増加すると，逆に発症件数が増加したことも報告している（図4-6bc）．また，Leeら（2014）は18〜100歳までの3,294名の男女を対象にランニング習慣と健康状態との関連性について検討した結果，循環器疾患においてランニング習慣がない者に対して週3回の頻度でランニングを行う者の危険性は61％低下したと報告している．ただし，週6回以上ランニングを行う者は，週3回ランニングを行う者に対して，逆に危険性が39％増加していることからも，過度な身体活動は健康に対して負の影響を及ぼすと考えられる．

　また，過度なトレーニングは免疫機能を低下させ，上気道感染症の罹患リスクを増大させると考えられている（山内ら，2009）．上気道感染症は外部からの病原微生物の侵入によって誘起されるが，侵入に対する防御機構として唾液中

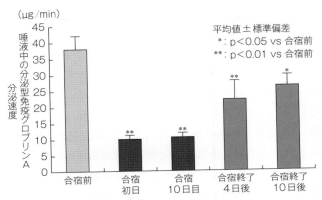

（μg／min）

図4-7　剣道選手における高強度の合宿が唾液中の分泌型免疫グロブリンA濃度
に及ぼす影響(秋本崇之，赤間高雄，香田素子ほか（1998）高強度トレーニングによ
る安静時唾液中分泌型IgAの変動．体力科学，47：245－252より改変)

の分泌型免疫グロブリンA（secretory immunoglobulin A: SIgA）がある（山内ら，
2009）．唾液中SIgAにはウイルスや細菌などの病原体の粘膜下への侵入を防ぐ
役割を担っていることから，SIgA濃度の低下は病原体の侵入リスクが高くなる
ことを意味している（山内ら，2009）．一過性の持久性運動後に唾液中SIgAが
低下すること，高強度運動後に上気道感染症の罹患率が高まることが報告され
ていることからも（秋本ら，1998），運動が免疫機能に対して負の影響を及ぼす
可能性があることを示している．健常な大学生を対象に10日間の剣道寒稽古期
間中に唾液中SIgAを測定することで，高強度トレーニングの継続が唾液中SIgA
に及ぼす影響を検討した結果，稽古開始1日目から10日目まで唾液中SIgA分
泌速度の有意な低下が観察された（図4-7，秋本ら，1998）．男子大学生ラグビー
選手を対象に合宿期間中に唾液中SIgAの変動を検討した結果，唾液中SIgAは
合宿期間中に有意に低下し，上気道感染症状の発症期間において唾液中SIgAの
分泌が低下することも確かめられた（山内ら，2009）．したがって，過度なトレー
ニングは，免疫機能という観点でも身体に負の影響を及ぼすことを示唆している．
　前述したとおり，適度なスポーツは寿命の延長を促すことが示唆されているが，
過度なスポーツの実施は健康に対して負の影響を及ぼす可能性があることが示唆
されている．平均年齢が38歳の14,356名の男女を対象に，スポーツとけがとの
関連性について6年間追跡調査を行った結果，男性ではサッカー，他のチームス

ポーツ，スキー，テニス，ランニングといったスポーツに参加すると，けがをするリスクが1.50倍から1.86倍高くなることが報告されている（Pons-Villanuevaら，2010）．女性においても，サッカーを除いて男性と同様にチームスポーツ，スキー，テニス，ランニングといったスポーツに参加すると，けがをするリスクが1.61倍から2.04倍高くなることが報告されている（Pons-Villanuevaら，2010）．したがって，スポーツ活動に参加することで健康を手に入れることはできるが，同時にけがを負うリスクが高くなることには注意が必要である．さらに，1800〜1939年に生まれた日本人スポーツマン2,000名について，戦死者を除いた死亡時年齢を集計した結果，同じスポーツでもプロ競技選手の寿命は短く，アマチュア選手は長いことが報告されている（大澤，1998）．また，持久性を必要とするスポーツの競技者は長寿であり，瞬発力を主とするスポーツ選手は，長寿を得にくいということも報告されている（大澤，1998）．よって，健康の保持・増進を目的としたスポーツ活動への参加によっては延命を得ることができるが，プロ選手など勝利や記録を更新するために身を削るような鍛錬が求められる状況だと，身体だけでなく寿命も削っている可能性がある．健康のために運動に取り組む場合，適切な強度，時間，頻度などを考慮しなければならない．

　運動処方とは，運動不足の予防や治療，健康の保持・増進などのために計画的に運動を行わせることをいう（和田，2018）．運動処方を行うためには，目的のために安全かつ有効に実施すべき種目，強さ，時間，頻度などを割り出す必要があることから，最初に健康評価を行う必要もある（池上，1984）．臨床検査や各種負荷検査によって健康の実態を明らかにすることで，運動の上限を示す安全限界と運動の下限を示す有効限界を割り出すことができ，両限界位の中間である運動処方の対象となる運動の領域を明らかにすることができる（図4-8，池上，1984）．

（1）運動の種類

　運動の種類は多種多様にわたるが，有酸素性運動と無酸素性運動に大別することができる．特に中高齢者における運動の種類としては，有酸素性運動が勧められている．有酸素性運動が勧められている主な理由は下記のとおりである（池上，1984）．

（1）呼吸循環器系に適度な刺激を与え，その予備力を高め，また，虚血性心疾患の予防，ないし治療に役立つほか，脂質異常症，糖耐性，血圧上昇など

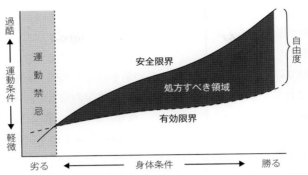

図4-8　処方すべき運動の領域(池上晴夫（1984）中高年者に対する運動処方の考え方. 順天堂医学, 30：311-317)

に対しても有効な作用を及ぼす

（2）長時間持続して行えるので，総エネルギー消費を高めることが容易であることから，肥満等に対する効果が大きい.

（3）定常運動であるため，内部環境条件の急変がないことから安全性が高い.

　中高齢者を対象に行われた研究では，動的な大筋群の運動は静的な筋収縮や小筋群の過負荷を要求する運動よりも，単位運動量あたりの心臓の仕事量が有意に低いことが明かにされている（森谷，2004）. さらには，血管収縮反射をできるだけ避けるために，交感神経の興奮を誘起する小筋群の極度な筋収縮や静的筋収縮を最小限に留め，大筋群のリズミックな収縮を取り入れるべきだと提唱されていることからも（森谷，2004），有酸素性運動を用いるべきだと考えることができる.

（2）運動強度

　米国スポーツ医学会では，呼吸循環機能を向上させる運動処方としては，少なくとも最大酸素摂取量の50～85％の強度で，20分間の有酸素性運動を週に3回，数カ月間継続することを推奨している（森谷，2004）. ただし，数カ月以内の短期間に限ってみると，十分な効果を得るためには最大酸素摂取量の50％以上での強度が必要とする報告が多い（池上，1984）. 一方，自覚的な効果から判断した場合，最大酸素摂取量の40％前後あるいはそれ以下の強度であっても効果があるともいわれている（池上，1984）. したがって，一般的に適切な運動強度は最大酸素摂取量の50～70％の強度であるが，高齢者では最大酸素摂取量の40～

50％も適切な強度に含まれ，若年者では最大酸素摂取量70〜80％も適切な範囲に含むことができると考えることができる（池上，1984）．

（3）運動時間

　文献的考察では，有意なトレーニング効果を得るための運動持続時間は最低15分必要とされているが，生活習慣病の予防・改善の効果を得るためには30〜60分の運動継続が望ましいとされている（森谷，2004）．また，運動強度に応じて運動時間を調整することも提唱されており，最大酸素摂取量の50％の運動強度では1回の運動時間を30〜45分，60％の強度では20〜30分，70％の強度では10〜20分という目安も示されている（池上，1984）．一方，1日に短時間の運動を何回も行うことは，1回に長時間の運動を行うこととほぼ同程度の効果が得られることが示唆されていることについては（森谷，2004），考慮する必要がある．

（4）運動頻度

　運動による体力増加や予防医学的効果に関する研究では，週1回のトレーニングでは改善効果があまり認められないが，週3〜5回と週6〜7回では同程度の効果が得られることから，週3〜5回のトレーニング頻度が最適であるとされている（森谷，2004）．

4．健康発達の評価

　1章で述べたように，健康は絶えず変化していくものであり，そして人とともに歩むわけである．発達を人の一生の時間的変異と捉えれば，健康発達とは，人とともに歩む健康の時間的変異といえる．そして，健康の変化は人の意志によって左右され，その意志が人生の究極的目標に向かって，死の直前まで心身ともに顕在化されなければならない．したがって，健康の変化は絶えず向上し，健康は死ぬまで発達しなければならないのである．このような健康発達理論からすれば，人の健康を一生通して評価する方法を提唱する必要があるが，実際は困難である．そこで，限定的ではあるが健康指標とされる身体的要素について評価方法等を述べていく．

1）身体的要素の評価

（1）握　力

筋力は成人や子どもにおいて身体的に健康であることの基本的な因子の1つであるが，中年者において低い筋力は心血管系・代謝系疾患のリスクが高くなることや，死亡率の増加に関連している（Morita ら，2018）．よって，発育発達段階における子どもや青年において，筋力や体力の向上や運動を習慣化することは，重要なことである．子どもにおいて握力は，特別なトレーニングを要する筋力ではないとしたうえで，運動習慣の減少に加えて，雑巾絞りなどの小さな作業，遊びにおける木登りや登り棒など自分自身の体重を支える力が必要な握力を使う動作の減少を指摘している（與儀と國土，2014）．また，体力・運動能力と生活諸要因との関連性の貢献度を検討した結果では，筋力・瞬発力では78.3％と他の筋持久力の20.8％，全身持久性の25.9％と比べ高い値を示していることから，筋力・瞬発力は生活要因の影響を受けやすいことを示している（與儀と國土，2014）．特定のスポーツ活動だけに参加しているのではなく，筋力や瞬発力の発達を促すような生活習慣が養われているか否かを把握するという点においても，握力を測定する意義があると考えられる．

握力については，全身の筋力と高い相関があることが報告されている（Granic ら，2017）．また，60～89歳の高齢者を対象に調査した結果，第1因子である筋力因子の1つに握力が選択され（中ら，1997），60～89歳までの健康な健常高齢者を対象に体力構造を調べた結果でも，第1因子である筋力因子の1つに握力が選択されている（出村ら，1996）．80歳を過ぎると特に女性と比べ男性で低下が加速することから，脆弱性の増加を反映しているともいえる（Granic ら，2017）．たとえば，世界17カ国の35～70歳までの14万人の被験者を4年間追跡調査した結果では，握力が基準値より5 kg 下回ると，死亡率が16％増加すると報告されている（Granic ら，2017）．また，高齢者を対象に筋量，筋力，歩行能力の変化を4年間追跡調査した結果では男女いずれも握力や歩行能力が四肢の除脂肪量に先だって，急激に低下することが明らにされている（図4-9，Auyeung ら，2014）．ヨーロッパの高齢者においては，下肢筋量が少ないことをよりも握力が低いことが，歩行能力や椅子から立ち上がる能力が低いことと強く関連することも報告されている（Visser ら，2000）．

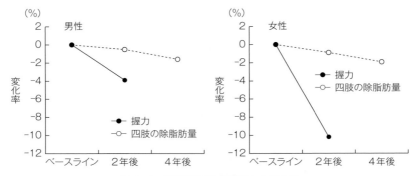

図4-9　除脂肪量および握力の変化率
（Auyeung TW, Lee SWJ, Leung J,et al.（2014）Age-associated decline of muscle mass, grip strength and gait speed: A 4-year longitudinal study of 3018 community-dwelling older Cinese. Geriatr Gerontol Int, 14（Suppl. 1）: 76-84より改変）

（2）垂直とび

　垂直方向にできるだけ高く跳躍する垂直とびは，スポーツ選手において重要な体力・運動能力であることはいうまでもない．したがって，発育発達に伴う跳躍能力発達の様相を把握することは，たいへん有意義なことである．

　垂直とびを測る意義については，中高齢者においても認められている．中高齢者の体力構造を調べるため，65〜89歳の高齢者を対象に調査した結果，第1因子である筋力因子の1つに垂直とびが選択され，男性では平衡性についで筋力が加齢に伴う大きな低下を示している（中ら，1997）．また，60〜89歳までの健康な健常高齢者を対象に体力構造を調べた結果でも，第1因子である筋力因子の1つに垂直とびが選択されている（出村ら，1996）．加齢に伴う筋力の変化では，握力よりも脚力の低下が著しいことが明かにされていることから（稲垣ら，2005；南ら，2001），握力と垂直とびの両方を測定する意義は十分にあると考えられる．

　安静時立位姿勢の平衡機能低下に関与する体力因子として下肢の筋力が指摘されていることから（中ら，1997），下肢の筋力を示す垂直とびを測定することは，ただ単に下肢の筋力が低下していることを示すだけでなく，転倒の危険性を推測するという面でも有意義である．また中高齢者において，スポーツ活動への参加が瞬発力向上を誘起していることが示唆されている．高齢ゲートボール愛好者と運動をほとんど行っていない健康な高齢者の体力を比較した結果，男性において

有意な差異があることが認められている（宮口ら，1990）．中高年女性登山愛好者と同年代女性の体力を比較した結果，下肢の筋力を示す椅子立ち上がりに有意な差異が認められたことから（渡邊ら，2012），同様に下肢の筋力を示す垂直とびにも差異が生じる可能性がある．したがって，定期的にスポーツ活動に参加することで，垂直とびの加齢による低下が抑制される可能性がある．

　握力と脚力の相関が高いことが認められていることから，実用性や安全性を重視せざるを得ない高齢者の場合，握力が適切であるとの指摘もある（稲垣ら，2005）．一方，高齢者で垂直とびを行う際には必ず補助者をつけてジャンプする者の腰を後ろから支えるようにすると，高齢者においても安全に行うことができるとの指摘もある（木村，2008）．

（3）立位ステッピングテスト

　素早い動きを評価する測定に，立位ステッピングテストがある．立位で両足の間隔を肩幅程度に広げ，5秒間に左右で足踏みをした回数を数えるもので，大学生スポーツ選手を対象に測定した結果では，サッカー，バレーボール，バスケットボールといった球技系種目が高い値を，少林寺拳法，合気道，柔道といった武道系の種目が低い値を記録したと報告されている（山本，2001）．また，体育大学のサッカー，バスケットボールおよびラグビー部員を対象に，コーチに「動きの素早さ」が優れる選手と劣る選手に分け立位ステッピングテストの記録を比較した結果，動きの素早さが優れる選手の方が有意な高値を示した（山本，2001）．さらには，プロサッカー選手と大学サッカー選手の立位ステッピングテストの記録を比較すると，プロサッカー選手の方が有意な高値を示したことから（山本，2001），特に球技系の選手として成功を収めるためには重要な体力であるといえる．また，立位ステッピングの発達については，幼少期に著しく発達することが示唆されている．小学生を対象に立位ステッピングの回数を測定した結果，小学校5年生までは漸次増加するが，小学校5年生と6年生との間には有意な発達傾向が認められなかったと報告されている（浅見と渋川，1975）．

　中高齢者においては，ステッピングテストと転倒の危険性について検討がなされている．高齢者42名（81.3±6.1歳）を対象にステッピングテストと運動機能や転倒との関連性について検討を行った結果，立位ステッピング（5秒間）で17回を下回ると転倒リスクが約7倍に増加することが認められた（池添ら，2009）．中高齢者におけるステッピングテストに関与する体力についても検討が

なされている．施設所高齢者 27 名（83.9±7.2 歳）を対象に，立位ステッピングテストと下肢筋力・筋厚との関連性について検討した結果，立位ステッピングと股関節外転・屈曲筋力，膝関節伸展筋力との間に有意な相関があること，筋厚では立位ステッピングと中殿筋厚との間おいてのみ有意な相関があることが認められた（曽田ら，2009）．ステッピング中の支持脚が重要な役割を果たしていることから，ステッピングにおいて股関節外転筋力でも中殿筋の役割が高いことを示唆している．また，股関節伸展筋力や膝関節伸展筋力との関連性も認められたことから，側方の安定性のみならず前後方向への安定性や足を屈曲させる要素も重要であることについても言及している．

（4）片足立ち

　バランス能力は，球技や技術系，格闘技系，さらにスキー・スケート選手にとって特に必要とされる．大学生スポーツ選手を対象に行った調査では，木柱歩行を用いたバランス能力テストにおいて，体操競技，ウィンドサーフィン，サッカー，バスケットボールといった競技種目の選手が優れた値を示したことが報告されている（三田ら，2009）．幼児を対象にした調査では，静的バランス能力を示す重心動揺距離を測定した結果を基に，「立位姿勢が最も安定している」「やや安定している」「やや不安定」「不安定」の 4 つのグループに分け，体力・運動能力との関連性について検討した結果，片脚立ち時間，片足連続とび，反復横とびにおいて，立位姿勢が安定しているグループの方が不安定なグループよりも記録が優れていることが報告されている（新宅，2007）．したがって，ジュニア世代においてバランス能力の発達を把握することは，たいへん有意義なことであると言える．人は約 3 歳で片脚立ちが可能となり，6 歳前後に片足脚立ちできる時間が急激に長くなり，約 12 歳でほぼ成人と同程度のバランス能力を獲得することも認められている（原田，2001）．したがって，体性感覚が優位となる 6 歳前後から 12 歳前後までが，バランス能力を養うのに適した時期だといえる．

　高齢者における転倒は，大腿骨頚部骨折を誘起しやすく，さらには骨折が原因となり寝たきりになることが少なからずある．また，転倒そのものを恐れるばかりに，生活の質の低下や活動範囲の制限を誘起することもある．したがって，高齢者の生活の質を維持するためには，転倒を予防することがたいへん重要となる．転倒の原因は認知機能を含んだ身体機能と環境の要因に大別することができるが，身体機能の中でも立位や歩行中の平衡機能の低下が重要だと指摘されてい

る．加齢によって体力の各要素は衰えをみせるが，中でもバランス能力の低下は著しい．片足立ちは，開眼で30秒以上起立できない場合や閉眼で30秒以内に3回以上床に足を着く場合が異常とされている．片足立ち保持機能の低下が，高齢者の転倒を引き起こす可能性があることが報告されている．また，片足立ちは脚筋力や瞬発力と関連性があることが報告されている（稲垣ら，2005）．一方，重心動揺は脚力との相関が低いことから，重心動揺には内耳前庭器，脊椎固有反射系，小脳，大脳基底核および視覚などが関与していると考えられる（稲垣ら，2005）．

　スポーツ活動への参加が平衡性に対して影響を及ぼしていることが示されている．中高年女性登山愛好者と同年代女性の開眼片足立ちを比較した結果，登山愛好者では114.6±17.2秒，対照群では102.7±32.8秒と登山愛好者の方が有意な高値を示したことが報告されている（渡邊ら，2012）．高齢者の転倒は片足支持になるときがほとんどであることから，高齢者の平衡性を評価する場合は，両脚で立つ重心動揺よりも片足時の平衡性を測るべきとの指摘もある（稲垣ら，2005）．ただし，閉眼片足立ちは高齢者の平均値が数秒であり個人差を検出しにくいことから，開眼片足立ちの方が適当と考えられる（稲垣ら，2005）．

（5）長座体前屈

　長座体前屈はCuretonが1941年に用いたことに始まり，その後，世界的に普及したテストで，腰部および大腿部後面の柔軟性を評価する測定方法として位置づけられてきた（宮﨑ら，2010）．児童を対象に行われた調査では，長座体前屈と反復横とびおよび50m走との間に相関があることが認められていることから（伊藤と森田，2015），ただ単に柔軟性が優れているというだけでなく，体力・運動能力にも柔軟性が影響を及ぼしていることを示唆している．発育発達に伴う長座体前屈の変化については，男子児童・生徒を対象に行われており，身長の発育速度の最大値の直前に長座体前屈の発達速度の極大値が生じることが認められている（田中と藤井，2010）．さらには，身長発育のピークを過ぎるとハムストリングスの柔軟性が低下していることが認められている（中澤ら，2007）．中学生サッカー選手においてハムストリングスの柔軟性の低下がハムストリングスの肉離れの発生要因の1つと指摘されていることから（池野ら，2014），ジュニア世代において長座体前屈を測定することは，けがの予防という点で有意義だといえる．

　中高齢者においても，長座体前屈を測定する意義について述べられている．60歳以上の地域在住高齢者を対象に将来の転倒を予測する体力要素を検討した結果，長座体前屈の成績を男女別に低い，中程度，高いの3群に分けて比較すると，成績が高い群に対する成績が低い群の年1回以上の転倒発生率は3.9倍であることが認められた（水野ら，2014）．文部科学省が新体力テストの種目として長座体前屈を導入したことで，測定機器も標準化され安価になったことから，柔軟性のテストとして長座体前屈を採用することは合理的であると考えられる（稲垣ら，2005）．

（6）全身持久力

　全身持久力の評価指標の1つに最大酸素摂取量がある．生活習慣病を予防するためには，最大酸素摂取量を高い水準に維持することが重要であることを示したうえで，生活習慣病予防に必要な最大酸素摂取量の基準値と範囲も示されている（曹ら，2009）．ただし，最大酸素摂取量を直接測定するには，多段階漸増負荷テストを用いて，疲労困憊に到るまで負荷を加えながら呼気ガスや換気量を分析する必要がある（高木，2013）．また，分析を行うには高価な機器を必要とし，測定者にも大きな負荷を加えることから，安全面には十分な配慮が必要となる．そこで，全身持久力を間接的に測定するためのフィールドテストが数多く提案されている．

　全身持久力を測定するフィールドテストには，1マイルウォークテスト，12分間歩行，6分間歩行，1,000 m急歩などの歩行テスト，12分間走，6分間走，5分間走などの時間走，1,500 m走，1,000 m走，800 m走などの距離走，エアロビックトラックテスト，20 mシャトルランテスト，Margariaの方法，ハーバードステップテスト，文部省のステップテストなどの踏台昇降テストなど多数提案されている（稲垣ら，2005）．ただし，いずれの種目も安全性や実施場所といった問題点があることから，地域の健康診断でできるような新しい全身持久力の測定・評価方法の開発が必要とされている（稲垣ら，2005）．

　10 mのポール間を3分間に往復歩行し，歩行距離から持久力を測定するシャトル・スタミナ・ウォークテストの有効性が示されている．高齢者を対象に最大酸素摂取量とシャトル・スタミナ・ウォークテストの歩行距離との関連性について検討した結果，男性でr＝0.834，女性でr＝0.837（男女を合わせた回帰式はy＝3.776x＋148.29，n＝21，r＝0.827）と高い相関を示したことが報告されている

（木村ら，1998）．また，再現性についても高い相関が認められており，加齢変化も認められることから，現場で用いることのできるフィールドテストの1つとしてあげることができる．

2）健康指標としての身体活力レベルの評価

これまで，健康指標となる身体的要素の評価について言及してきたが，これらの評価方法は加齢を含めた評価としても有効である．加齢に応じた基準を設定すれば成立できる．しかし，これら身体的要素は健康指標の一部である．そこで，健康をもっと簡便で総合的に捉える指標はないであろうか．もともと，健康は人の生命力を核としている．健康を害して疾病となれば生命力を脅かすことになる．そうなれば医療行為が求められる．実は，医学の発展は人の自然治癒能力の基盤に依存してきたもので，それ以上それ以下でもない．人が元々有している生理学的な恒常性維持機構（ホメオスタシス）を基盤とした免疫機構を核とし，自然治癒能力を活用した医療行為といえる．つまり端的にいえば，人の有する生命力のような身体活力が自然治癒能力を制御しているのである．この場合の身体活力とは，人の生きる力であり，生命力というような人間が本質的に有している内的制御機序力と解することができる．しかし，従来まで身体活力という用語は使われたことはない．ただし，活力年齢（vital age）という用語で提示された経緯はある．

田中ら（1990）は活力年齢を老化の指標としての生物学的年齢，つまり老化度を評価するために主成分モデルを適用して構築された指標として活力年齢を定義した．したがって，活力年齢とは人の健康度・老化度を判定するさまざまな健康関連因子を総合的に評価する指標である（田中ら，1991・2012）．そして，高齢者でも理解が容易な尺度であるため，活力年齢を利用して生活習慣の改善を図ることは，高齢者が健康度を維持していくうえで有益な評価指標となりうると述べている．

しかしながら，活力年齢は主成分モデルという多変量を要する因子から時系列尺度を老化度および健康度に投射している．活力という人の生きる力（生命力）を多変量で評価するならば，医学的な精密検査に頼るほうがより正確に健康度を判定できる．要するに，活力という健康度を評価するのであれば簡便な方法が望まれる．そこで身体活力という用語を提示することで，活力年齢の概念をさらに簡便な手法で導くために，生命力としての必須要素として身体内的制御機序力

を概念化した．脳によってこの身体内的制御機序力は統制されており，この概念は人が生きていくための原動力の指標となる健康を規定する身体活力と定義できる．この身体内的制御機序力の概念規定としての身体活力を評価できる指標の可能性が提示できる．

　そこで，近年にわかに注目されてきた栄養状態の指標，つまり細胞活力レベルを反映した指数がある．その指数とは，BIA（bioelectrical impedance analysis）法で簡便に測定できる phase angle という指数である．phase angle は，BIA 法による細胞内外液由来のレジスタンス（R）と細胞膜由来のリアクタンス（Xc）および R の二乗と Xc の二乗の平方根で表されるベクトル値のインピーダンス（Z）である．リアクタンス（Xc）は，細胞膜をコンデンサに見立てることで，電圧より電流に時間的に遅れ位相のずれを生む．よって，phase angle は Xc を R で除したアークタンジェント値であることから，phase angle は細胞膜や細胞内液の状態を投射しており，死滅細胞の増加や細胞透過性の低下状態では低値を示し，活力レベルの高い細胞の増大は高値を示す．特に，がん患者の生存率予測に有効であることが報告されている（Gupta ら，2009）．堤ら（2016）は，重症患者における重症度と phase angle の相関には有意性があるが，予後指標として有効であるかどうかは一定の結論は示されていないと述べている．しかし，栄養指標としての活用度の高い可能性は，人の身体活力レベルの高さを示していると推測できる．また，phase angle は R と Xc から導出される細胞内外液の関係を投射しているため，筋の質的パラメータとして把握されており（Sardinha，2018），Yamada ら（2017）によれば，筋量増加，筋の細胞内液増加で phase angle は増加することを指摘している．特に上村ら（2019）は，高齢者のフレイルやサルコペニアの評価，疾患の予後指標および身体的健康の変化を評価する総合的な指標の可能性を指摘している．つまり，phase angle は健康指標の一要素である身体活力レベルとみなせるだろう．

　身体活力レベルの指標とみなされる phase angle の研究はそれほど多く行われておらず，さらに加齢に関する研究は Barbosa-Silva ら（2005）による米国人の加齢変化が示されている程度である．そのような状況で，Fujii と Hayakawa（2020）は唯一，日本人の学齢期（小学校 1 年生から中学校 3 年生）による phase angle の加齢変化を解析し，思春期ピーク（MPV 年齢）を検証した（図4-10，図4-11）．この知見で，phase angle の MPV 年齢は健康度の臨界点と提示した．

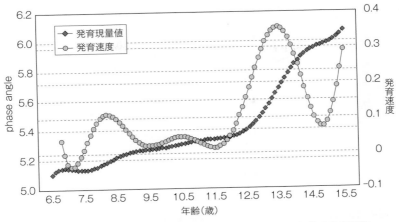

図4-10　ウェーブレット補間法によるphase angleの加齢変化（男子）
(Fujii K, Hayakawa K (2020) Composition of change in phase angle with age in Japanese children. Am J Sports Sci, 8: 10-16)

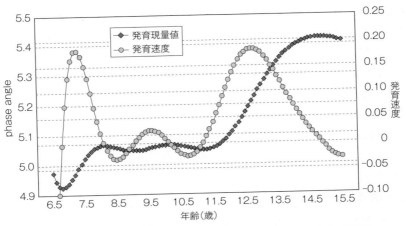

図4-11　ウェーブレット補間法によるphase angleの加齢変化（女子）
(Fujii K, Hayakawa K (2020) Composition of change in phase angle with age in Japanese children. Am J Sports Sci, 8: 10-16)

つまり，健康度を推し量る規定要因として身体活力を定義すれば，phase angle
の加齢変化は身体活力レベルの加齢変化とみなすことができ，そのMPV年齢は
身体活力レベルの臨界点と捉えられる．したがって，身体活力レベルがphase

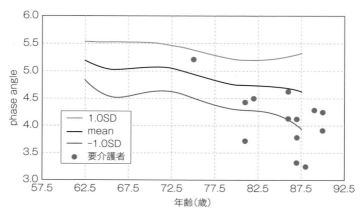

図4−12　加齢スパン標準化チャート（phase angle：全身）への要介護者の適用

angle で簡便に判断できれば，健康に関する理解が簡便に把握しやすくなる．

　これまでは学齢期の phase angle をみてきたが，健康発達理論からすれば，人の健康を一生通して評価する方法が提唱されなければならない．非常に困難ではあるが，ここで示した phase angle に限定すれば興味ある知見を導くことができるかもしれない．介護施設に入居している高齢者と一般高齢者の違いが明確でないことが指摘されている．つまり，介護施設に入居する明確な基準がないのである．もちろん，身体機能の測定等によって介護の必要性が認められるが，簡便な身体的機能の特徴で介護の必要性が判断できれば，健康発達の評価として確立できるのではないだろうか．

　そこで，高齢期の phase angle に焦点をあて，BIA 法によって得られた全身と下腿の phase angle 値を使用して加齢スパン評価チャートを構築した．図4−12 と図4−13 は 60〜90 歳までの一般女性高齢者における，全身と下肢の phase angle の加齢変化に対してウェーブレット補間法を適用した加齢スパン評価チャートである．この評価チャートに要介護者を適用すると，明らかに phase angle が低く分布していることがわかる．つまり，要介護者のほとんどは全身，下肢における phase angle が低いことが認められた．さらに詳細に傾向をみると，要介護者は一般高齢者における −1.0 SD 付近に分布しており，かなりの低値であることが理解できる．ここに示した知見は，高齢女性における身体機能低下の予防や改善に貢献できる知見となったのではないだろうか．つまり，phase angle

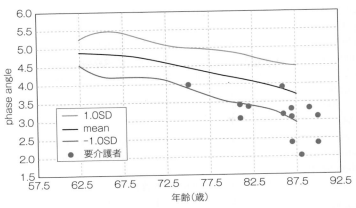

図4-13　加齢スパン標準化チャート（phase angle：下肢）への要介護者の適用

が高齢者の新たな身体活力レベルとして把握でき，要介護判断の指標としての有効性が示されたといえよう．そして，高齢者のヘルスケアマネジメントへの重要なアプローチがなされたのではないだろうか．もちろん，著者らは男性の phase angle の加齢スパン評価チャートも構築しており，簡便な健康発達評価の一指標となろう．

📖 文　献

阿部茂明, 野井真吾, 中島綾子ほか（2011）子どもの "からだのおかしさ" に関する保育・教育現場の実感-「子どものからだの調査2010」の結果を基に-. 日本体育大学紀要, 41：65-85.

秋本崇之, 赤間高雄, 香田素子ほか（1998）高強度トレーニングによる安静時唾液中分泌型 IgA の変動. 体力科学, 47：245-252.

有川秀之, 太田　涼, 喜多村麻里（2014）小・中学生の疾走能力とスタート反応時間に関する縦断的研究. 埼玉大学紀要教育学部, 63：331-339.

Armstrong ME, Green J, Reeves GK, et al.（2015）Frequent physical activity may not reduce vascular disease risk as much as moderate activity: large prospective study of women in the United Kingdom. Circulation, 131: 721-729.

浅見高明, 渋川侃二（1975）調整力に関する研究（2）-その発達傾向について-. 体育科学, 3：188-199.

Asmussen E, Heebøll-Nielsen K（1955）A dimensional analysis of physical performance and growth in boys. J Appl Physiol, 7: 593-603.

Auyeung TW, Lee SWJ, Leung J, et al.（2014）Age-associated decline of muscle mass, grip strength and gait speed: A 4-year longitudinal study of 3018 community-dwelling older Cinese. Geriatr Gerontol Int, 14（Suppl. 1）: 76-84.

Barbosa-Silva MC, Barros AJ, Wang J, et al.（2005）Bioelectrical impedance analysis: population reference values for phase angle by age and sex. Am J Clin Nutr, 82: 49-52.

Barker DJ, Martyn CN, Osmond C, et al.（1993）Growth in utero and serum cholesterol concentrations in adult life. BMJ, 307: 1524-1527.

別所龍二（2007）子どもの体力低下と「姿勢教育」．四天王寺国際仏教大学紀要，44: 125-138.

Chau JY, van der Ploeg HP, Merom D, et al.（2012）Cross-sectional associations between occupational and leisure-time sitting, physical activity and obesity in working adults. Prev Med, 54: 195-200.

出村慎一，中比呂志，春日晃章ほか（1996）女性高齢者における体力因子構造と基礎体力評価のための組テストの作成．体力科学，41: 115-127.

Fujii K, Hayakawa K（2020）Composition of change in phase angle with age in Japanese children. Am J Sports Sci, 8: 10-16.

藤瀬武彦，長崎浩爾（1999）青年男女における隠れ肥満者の頻度と形態的及び体力的特徴．体力科学，48: 631-640.

福山勝彦，小山内正博，上野詠子ほか（2006）浮き趾治療用草履の効果-3ヶ月間着用による筋活動より-．理学療法学，33（Suppl 2）: 169.

Granic A, Davies K, Jagger C, et al.（2017）Initial level and rate of change in grip strength predict all-cause mortality in very old adults. Age Ageing, 46: 970-976.

Gupta D, Lammersfeld CA, Vashi PG（2009）Bioelectrical impedance phase angle in clinical practice-implications for prognosis in stage IIIB and IV non-small cell lung cancer. BMC Cancer, 9: 37.

半藤　保，小黒庸江（2006）ダイエットによる性機能障害．新潟青陵大学紀要，6: 1-6.

原田碩三（2001）幼児の1980年と2000年の足について．靴の医学，15: 14-18.

畑中陽子，玉腰暁子，津下一代（2012）20歳代男性のBMIならびにその後の体重変化が40歳代における高血圧・糖尿病有病率および医療費に及ぼす影響．産業衛生学雑誌，54: 141-149.

池上晴夫（1984）中高年者に対する運動処方の考え方．順天堂医学，30: 311-317.

池野祐太郎，福田　航，片岡悠介ほか（2014）中学生サッカー選手における身体機能とハムストリングス肉離れの関連性について．体力科学，63: 343-348.

池添冬芽，市橋則明，島　浩人ほか（2009）高齢者の転倒を予測するためのステッピングテストの有効性．理学療法ジャーナル，43: 989-995.

稲垣　敦，桜井礼子，八代利香ほか（2005）老人保健法の基本健診を利用した高齢者の体力テストの必要性とテスト項目の提案．看護科学研究，6: 2-15.

Inoue M, Iso H, Yamamoto S, et al.（2008）Japan Public Health Center-Based Prospective Study Group: Daily total physical activity level and premature death in men and women: results from a large-scale population-based cohort study in Japan（JPHC study）. Ann

Epidemiol, 18: 522-530.

一般財団法人自動車検査登録情報協会（2019）自家用乗用車（登録車と軽自動車）の世帯当たり普及台.

石原俊一，中島　滋（2017）女子大学生における隠れ肥満と食習慣およびパーソナリティの関連性．人間科学研究，39：129-138.

伊藤由紀，篠田邦彦（2015）学校段階別にみた肥満傾向児と痩身傾向児の生活習慣における共通点と相違点．日本健康教育学会誌，23：99-108.

伊藤秀郎，森田啓之（2015）児童期の長座体前屈と反復横跳び，50m 走の関係について－児童がより明確な目標をもって運動できるように-．兵庫教育大学学校教育学研究，28：101-106.

門脇　孝，山内敏正，鈴木　亮（2018）管理が困難な糖尿病とその対策．日本内科学会雑誌，107：1810-1818.

上村一貴，山田実，佐保賢志ほか（2019）生体電気インピーダンス法による Phase angle と高齢者の身体活動レベルの関連．理学療法学，46：143-151.

金久博昭，角田直也，池川繁樹ほか（1989）相対発育からみた日本人青少年の筋力．人類学雑誌，97：71-80.

金　禧植，松浦義行，田中喜代次ほか（1993）高齢者の日常生活におけ活動能力の因子構造と評価のための組テスト作成．体育学研究，38：187-200.

金　禧植，蘇　在武，田中喜代次（1994）高齢女性の日常生活における生活活動年齢の推定．Ann Physiol Anthrop，13：175-182.

木村みさか（2008）超高齢社会への提言「介護予防は体力から」．京都府立医科大学雑誌，117：921-939.

木村みさか，岡山寧子，田中靖人ほか（1998）高齢者のための簡便な持久性評価法の提案－シャトル・スタミナ・ウォークテストの有用性について-．体力科学，47：401-410.

小宮秀一（1977）身長と体重の相対成長からみた男女児童の発育パターンにおける変異．体育学研究，21：265-273.

厚東芳樹（2018）小学生における立位姿勢と歩数との関係．北海道大学大学院教育学研究院紀要，131：145-153.

厚生労働省（2012）平成 22 年国民健康・栄養調査報告.

厚生労働省（2020）令和元年国民健康・栄養調査報告.

熊川大介，角田直也（2008）相対発育からみたスピードスケート選手の滑走能力と大腿部の筋厚及び無酸素性パワーの発達．体力科学，57：119-130.

Lee DC, Pate RR, Lavie CJ, et al.（2014）Leisure-time running reduces all-cause and cardiovascular mortality risk. J Am Coll Cardiol, 64: 472-481.

李　美淑，松浦義行，田中喜代次（1993）中高年男性の体力年齢の評価．体力科学，42：59-68.

前田法一，下村伊一郎（2011）肥満症とアディポサイトカイン．日本内科学会雑誌，100：911-916.

松沢佑次（1997）内臓脂肪症候群と動脈硬化．日本内科学会雑誌，86：369-373.

南　雅樹，出村慎一，長澤吉則ほか（2001）健常高齢者における体力要素間の関連性：性差及び年代差．体力科学，50：571-582.

三島隆章，渡辺英次，関　一誠（2017）身長発育とスピート，アジリティ，瞬発力および敏捷性の発達との関係－幼児期から青年期男子の解析－．トレーニング指導，2：4-10.

三田泰成，金高宏文，瓜田吉久ほか（2009）スポーツ選手のための木柱を用いた簡易な動的バランステストの開発．スポーツトレーニング科学，10：25-32.

宮口和義，出村慎一，宮口尚義（1990）高齢ゲートボール愛好者の体力特性．体力科学，39：262-269.

宮口和義，出村慎一（2015）幼児の立位重心動揺および立位姿勢に及ぼす草履着用の影響．体力測定評価研究，14：43-52.

宮原洋八，竹下寿郎，西三津代（2004）地域住民（17歳～92歳）を対象とした運動能力．理学療法科学，19：285-290.

宮下充正（1997）体力を考える－その定義・測定と応用－．杏林書院.

宮崎　滋（2011）肥満と肥満症．日本内科学会雑誌，100：897-902.

宮﨑純弥，村田　伸，堀江　淳ほか（2010）高齢者の長座体前屈距離と脊柱可動性ならびに下肢伸展挙上可動域との関係．理学療法科学，25：683-686.

水野順子，水田千夏，岡山寧子ほか（2014）高齢者における将来の転倒を予測する体力要素の検討－毎年継続実施している体力測定会への参加者の場合－．日本セーフティプロモーション学会誌，7：39-46.

水野杏一，山下　毅，小原啓子ほか（2016）肥満を発症しやすい職業・エンジニアは入社時健診より肥満が存在する．総合健診，43：11-16.

森　由紀，山本存，倉賀野妙子（2012）女子大生のおしゃれ意識がもたらす痩身願望と健康状況－食行動・運動習慣との関連において－．日本家政学会誌，63：309-318.

森下はるみ（1966）日本人青少年の形態発育と機能発育の解析的研究．体育学研究，11：47-58.

Morita N, Yamauchi J, Fukuoka R, et al.（2018）Non-linear growth trends of toe flexor muscle strength among children, adolescents, and young adults a cross-sectional study. Eur J Appl Physiol, 118: 1003-1010.

森谷敏夫（2004）運動処方の立て方の実際．糖尿病，47：626-628.

中比呂志，出村慎一，松沢甚三郎（1997）高齢者における体格・体力の加齢に伴う変化及びその性差．体育学研究，42：84-96.

中澤理恵，坂本雅昭，草ামा洋一（2007）中学生サッカー選手における身長成長曲線と下肢筋柔軟性との関係．理学療法科学，22：119-123.

日本肥満学会（2016）肥満症診療ガイドライン2016．p xii，ライフサイエンス出版.

日本糖尿病学会編著（2019）糖尿病診療ガイドライン2019．南江堂.

小川　渉，宮崎　滋（2015）肥満と肥満症の診断基準．総合診断，42：59-63.

Oja P, Kelly P, Pedisic Z, et al.（2017）Associations of specific types of sports and exercise with all-cause and cardiovascular-disease mortality：a cohort study of 80 306 British adults. Br J Sports Med, 51: 812-817.

大澤清二（1998）スポーツと寿命．朝倉書店．

大下和茂，長嶺　健，田代智紀ほか（2019）減量希望のある女子大学生の骨格筋指数（SMI）と欠食および運動不足との関係．日本生理人類学会誌，24：27-34．

Pons-Villanueva J, Seguí-Gómez M, Martínez-González MA（2010）Risk of injury according to participation in specific physical activities: a 6-year follow-up of 14 356 participants of the SUN cohort. Int J Epidemiol, 39: 580-587.

Sardinha LB（2018）Physiology of exercise and phase angle: another look at BIA. Eur J Clin Nutr, 72: 1323-1327.

笹井浩行，片山靖富，沼尾成晴ほか（2008）中年肥満男性における運動実践が内臓脂肪に及ぼす影響−食事改善との比較−．体力科学，57：89-100．

重田公子，笹田陽子，樫村修生（2008）母親の痩身志向が次世代の健康に与える影響．東京農業大農学集報，53：41-45．

白田梨奈，佐藤みつ子（2007）スパイナルマウスを用いた青年期の立位姿勢の評価．山梨大学看護学会誌，5：13-18．

新宅幸憲（2007）立位姿勢の発達的変容−姿勢教育に着目して−．子どもと発育発達，5：164-167．

曽田直樹，池添冬芽，太田　恵ほか（2009）若年者および高齢者における立位ステッピング能力と下肢筋力・筋厚との関連性．日本理学療法学術大会，E3P1260．

曹　振波，宮武伸行，樋口　満ほか（2009）3分間歩行テストによる最大酸素摂取量推定式の開発に関する研究．体力科学，58：527-536．

高田耕平，今泉　聡，朔啓二郎（2014）高血圧・心疾患．臨床と研究，91：767-770．

高木　葵（2013）全身持久性体力の簡易評価法の提案．長崎大学医学部保健学科卒業論文集，9：34-38．

高橋理恵，石井　勝，福岡義之（2002）若年女性の隠れ肥満の実態評価．日本生理人類学会誌，7：59-63．

高石昌弘，樋口　満，小島武次（1981）からだの発達−身体発達学へのアプローチ−．大修館書店．

田中　望，藤井勝紀（2010）児童・青少年期における身体的発育・発達曲線に関する解析−男子についての解析−．愛知工業大学研究報告，45：27-36．

田中喜代次，松浦義行，中塘二三生ほか（1990）主成分分析による成人女性の活力年齢の推定．体育学研究，35：121-131．

田中喜代次，吉村隆喜，前田如矢ほか（1991）CHD危険因子に基づく健康評価尺度としての成人女性用の活力年齢の妥当性．動脈硬化，19：303-310．

田中喜代次，笹井浩行，江藤　幹（2012）ボウリングを習慣化する中高年男女の活力年齢．体育科学系紀要，35：73-80．

手島貴範，角田直也（2011）身長の相対発育からみた男子サッカー選手の大腿部筋厚発育とボールキック能力の発達．体力科学，60：195-205．

寺本民生（2013）動脈硬化性疾患予防ガイドライン2012年版−改訂のポイント−．栄養学雑誌，71：3-13．

冨樫健二（2011）子どもの身体組成．体育の科学，61：185-190．

Tokunaga K, Matsuzawa Y, Kotani K, et al.（1991）Ideal body weight estimated from the body mass index with the lowest morbidity. Int J Obes, 15: 1-5.

冨山博史（2019）健康診査と高血圧治療ガイドライン2019．総合健診，46：449-455．

辻村尚子（2009）姿勢についての文献考察．豊橋創造大学紀要，13：81-88．

堤　理恵，大藤　純，福永佳容子ほか（2016）重症患者における体組成評価の有用性とその限界．日本静脈経腸栄養学会雑誌，31：803-806．

梅原頼子（2016）女子短期大生における内臓脂肪の蓄積と生活習慣の関連．愛知教育大学保健体育講座研究紀要，41：58-61．

運動基準・運動指針改定に関する検討会（2013）健康づくりのための身体活動指針2013．厚生労働省．

Visser M, Deeg DJ, Lips P, et al.（2000）Skeletal muscle mass and muscle strength in relation to lower-extremity performance in older men and women. J Am Geriatr Soc, 48: 381-386.

和田正信編著（2018）ステップアップ運動生理学．杏林書院．

渡邊夏海，石田良恵，川西正志ほか（2012）中高年女性登山愛好者の運動実施と身体特性．生涯スポーツ学研究，18：42-47．

Wen CP, Wai JP, Tsai MK, et al.（2011）Minimum amount of physical activity for reduced mortality and extended life expectancy: a prospective cohort study. Lancet, 378: 1244-1253.

八木光晴，及川　信（2008）生物の体サイズとアロメトリー－エネルギー代謝量と体サイズ－．比較生理生化学，25：68-72．

Yamada Y, Buehring B, Krueger D, et al.（2017）Electrical properties assessed by bioelectrical impedance spectroscopy as biomarkers of age-related loss of skeletal muscle quantity and quality. J Gerontol A Biol Sci Med Sci, 72: 1180-1186.

山本晃士（2008）PAI-1と生活習慣病．日本血栓止血学会誌，19：55-63．

山本利春（2001）測定と評価．ブックハウスHD．

山内亮平，清水和弘，古川拓生ほか（2009）大学ラグビー選手における合宿期間中の唾液中分泌型免疫グロブリンＡの変動．体力科学，58：131-142．

安田雅宏，原　丈貴（2008）体型認識と運動習慣から評価した若年男女および女性隠れ肥満者の痩せ願望．島根大学教育学部紀要（自然科学），42：107-111．

與儀幸朝，國土将平（2014）中学生の体力・運動能力における時代別コントラストの検討．神戸大学大学院人間発達研究科研究紀要，8：115-121．

吉田穂波，加藤則子，横山徹爾（2014）人口動態統計からみた長期的な出生時体重の変化と要因について．保健医療科学，63：2-16．

5章 健康発達と老化

日本人の平均寿命は第二次世界大戦後，急速に伸びた．積田（1991）は，これは社会環境の変化によるものであり，栄養の改善，公衆衛生の向上，医療の進歩によるところが大きいと指摘する．その一方で，すべての人間は大気中の酸素濃度や重力，紫外線などを受けていることは人為では変化させることができない普遍の条件の中で生きている．このような中で人の老化を考える際，外部環境および体内の内部環境，特に神経系，内分泌系，血液，腸内細菌叢が重要である（積田，1991）．

1．情報としての老化学

1）老化の意味

老化は死に直結するもので，太古から人の重大な関心ごとであり宗教も哲学もここに起源をもつ（太田，1980）．真核生物の大多数の種は，その個体に時の経過に伴う形態・機能の変化を生じる．これらの生物はある時期に生殖を行い，その後は死滅する（あるいは餌食にされる）．これは時代に空間や資源を譲りわたすことを意味し，個体の寿命は種の存在を指標とした selective advantage で決まっている（太田，1980）．このような時間的依存性の変化（すなわち加齢（aging））には，生体が環境に適応して一層高度の活動力を展開される段階と総合的な活動力の低下を示す段階があり，この後者の部分を特に老化と呼ぶ（太田，1980）．

混同しやすい言葉だが，「加齢」と「老化」の意味は異なる．「加齢」とは人が生まれてから死ぬまでの時間経過，すなわち暦年齢を示す（石神，2018）．吉川（1987）も医学大事典（南山堂）では，年齢の増加に伴う変化を加齢とするとしている．人は生まれてから時間の経過に従い，1歳，2歳と年齢を重ねるが，誰もが同じ速度で加齢が進行する．ここでの加齢は，受精の瞬間から死亡に至るまで

の全期間を通じて体内にあるプログラムに沿って不可逆的に進行する1つの道筋とみなすことができる（吉川，1987）.

　一方「老化」は，性成熟期以降（人の場合はおおむね20〜30歳以降），すべての人に起こりうる加齢に伴う生理機能の低下である（石神，2018）. または，加齢を向老期以降に当てはめたときに老化（senility）とよぶ（吉川，1987）. つまり，「老化」は加齢の一部で，主として中年期以降に現れ，個体の活動を不活発化させるような変化である（吉川，1987）.

　老化の開始時点は定めることが困難である. それは，総合的活動力を部分ごとに測定すると，その指標の効果開始時点には相互のずれがあったり，生殖と死との時間的間隔が著しく短い場合があったりすることにもよる（太田，1980）. この老化の進行には遺伝的要因や生活環境要因が複雑に絡み合って影響しており，生理機能低下速度（老化の速度）はすべての人で同じではない（石神，2018）. さらに，年齢が経つにつれて老化の進行程度，老化度の個人差は拡大されていく. 生活環境要因を可能な限りよくすれば老化の速度を遅らせられるが，老化そのものを止めたり逆戻り（若返り）させたりはできない（石神，2018）.

2）身体の老化

　いわゆる成人期とそれ以降の身体変化は，それまでの発育発達が問題になるのではなく，低下・老化が問題となる（松浦，2005）.

　ここでは成人期以降の身体の各臓器の量およびサイズ変化とその増加もしくは減少速度を確認することにより，内臓機能低下の標準的傾向を捉えることを試みる. これらの老化現象を記述するためには，藤井らが提唱したウェーブレット補間法をデータに適用することが適切である（藤井と松浦，1996；藤井，2006）. ウェーブレット補間法の理論的背景や有効性の根拠については，2章3.「3）発育発達情報とウェーブレット」（pp72−89）および藤井らによる先行研究（藤井ら，1994；藤井と川浪，1995；藤井と山本，1995a・1995b；藤井と松浦，1996；FujiiとKawanami，1998；FujiiとMatsuura，1999）において述べられている. ここで使用するデータは，2009年から2013年において法医剖検例から得られた日本人のデータ（日本法医学会企画調査委員会）である. これらのデータにウェーブレット補間法を適用して，その現量値から各臓器の重量変化の速度を解析した結果を示す. すべてのグラフは縦軸第1軸に各臓器の重量もしくはサイズ，縦軸第

2軸に速度変化，横軸に年齢をとった.

　身長（**図5−1，図5−2**）は，男女ともに30歳以降50歳代後半にかけて身長低下の速度が速くなり男性では54歳頃，女性では55歳頃にピークを迎える．その後は60歳代後半から再度身長低下の速度を上げ，加齢とともに身長が低くなることが示された.

　身長の低下は，骨組織の退化に伴う骨密度の低下による長骨の短縮と関節間隔の縮小によるといわれている（松浦，2005）．われわれの脊柱は32〜34個の椎骨から構成されており，各椎骨の間には軟骨組織からなる弾力性に富んだ椎間板があり，上下の椎骨を連結している．この椎間板は全脊柱の長さの20〜30％を占めている（松浦，2005）．人は普段の生活で睡眠を除くほとんどの時間を立位または座位で過ごす．これらの姿位では，椎間板は重力の影響を受けて圧迫され続けるが，一方で睡眠時はその弾力性により椎間板は元に戻るようになっている．しかし，30歳代以降この弾力性が加齢とともに低下し，日中に圧縮された椎間板が睡眠等の休息によっても十分に元に戻らなくなり，結果として全脊柱長が短縮することに起因して身長の短縮が起こる（松浦，2005）.

　体重（**図5−3，図5−4**）では，男性は50歳頃で体重減少速度がピークとなり，女性では55歳頃で減少のピークが示されている．男性では，女性よりも早く減少のピークを迎え，身長よりも早い年齢でそれが示された．女性では身長と体重の低下および減少のピークはほぼ同じ年齢であることがわかる．また，体重では男性は30〜40歳，女性は40〜50歳にかけて増加が認められるが，それは体脂肪の増大に依存し，その後は体脂肪量および徐脂肪量ともに低下傾向を示すことから（松浦，2005），結果として体重減少が起こる.

　各臓器重量の変化をみてみると，脳重量（**図5−5，図5−6**）では男性は51歳，女性は39歳と65歳に減少のピークが示された．さらに男性では80歳代に向けて再度減少速度が速くなっていることから，男性と女性で脳重量の減少に2度のピークが出現する可能性は共通している．しかし，両者に10歳程度のズレがあり，女性のほうが早い年齢段階で減少の速度が上がる傾向が示されている．脳重量は，大脳皮質や小脳皮質の神経細胞は加齢に伴い減少する．また脳が萎縮を起こし，重量も減少する．これらの加齢変化に合わせて短期的な記憶や運動能力が減弱する．極端な認知機能の低下や脳萎縮は，アルツハイマー病などの認知症状であるが，老化による退行的変化と疾患との境界はあいまいである（石神，2018）.

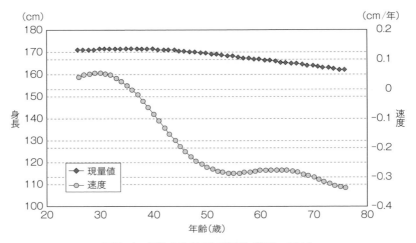

図5-1　男性の身長の加齢変化（藤井，田中）

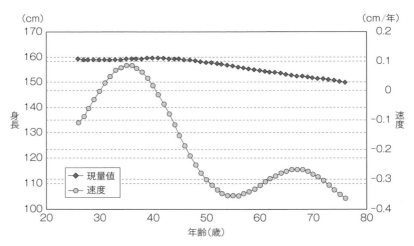

図5-2　女性の身長の加齢変化（藤井，田中）

　次に心臓重量（図5-7，図5-8）をみてみると，男女ともに増大の傾向が確認できる．心臓重量は加齢とともに増加することが知られており，男女ともにそのピークは似たような形で出現することが確認された．ただし，男性では33歳と65歳，女性では36歳と68歳にピークが示されていることから，女性が男性に比べて3〜5歳遅く増加のピークを迎えることが確認できる．

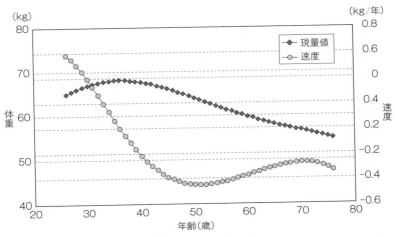

図5-3　男性の体重の加齢変化(藤井，田中)

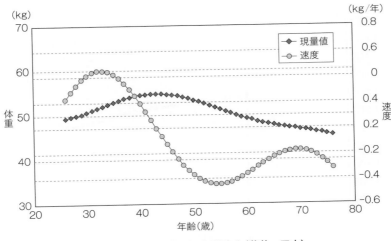

図5-4　女性の体重の加齢変化(藤井，田中)

　肝臓重量（図5-9，図5-10）は女性が男性よりも早い年齢段階から減少の傾向を示し30歳代後半から減少の速度が速くなる．57歳で減少のピークを迎え，その後60歳代後半から再度減少の速度が速くなっている．一方男性は，20歳代以降に減少の速度が速くなる傾向がみられ，41歳で一旦減少の局所的ピークを迎える．その後，50歳代後半から再度減少の速度が速くなり，67歳でピークが

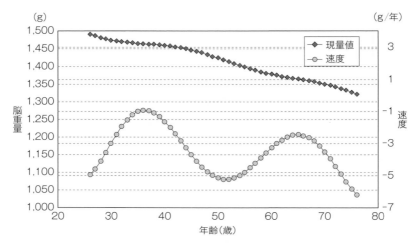

図5-5 男性の脳重量の加齢変化（藤井，田中）

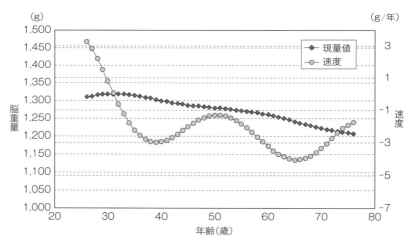

図5-6 女性の脳重量の加齢変化（藤井，田中）

確認された．肝臓重量の減少は肝細胞数の減少による（石神，2018）．

左右肺重量（図5-11，図5-12）では，男性で30歳代後半および60歳代後半に減少のピークが示された．左の肺重量のほうがわずかに早く減少のピークが示された．女性も30歳代後半と60歳代に減少のピークが示された．このように肺重量は加齢に伴い減少するが，高齢者の肺には肺胞の拡張を伴う肺胞径の拡大

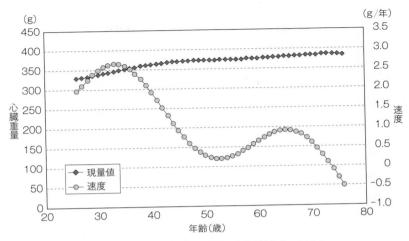

図5-7　男性の心臓重量の加齢変化（藤井，田中）

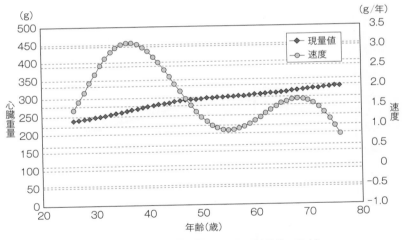

図5-8　女性の心臓重量の加齢変化（藤井，田中）

が認められる（石神，2018）．

　太田（1980）も指摘しているように，老化がいつ始まるかについてはその特定
は難しい．それは各臓器の重量の加齢変化でみると理解できるように，減少もし
くは増加の開始時期や位相が異なることに起因する．

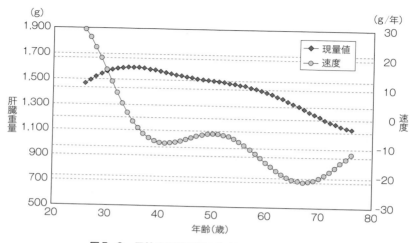

図5-9　男性の肝臓重量の加齢変化(藤井, 田中)

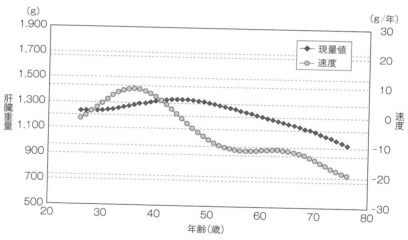

図5-10　女性の肝臓重量の加齢変化(藤井, 田中)

3）機能・能力の老化

　人の身体機能はそれぞれに 20～30 歳代初期（成人初期）をピークとして全体が充実し，徐々に低下傾向を示すようになる．諸機能の低下の始まる時期やスピードは個人で異なるが，30 歳代後半からは諸機能の低下を自覚するようになり，いわゆる加齢や老化を意識するようになる（松浦, 2005）.

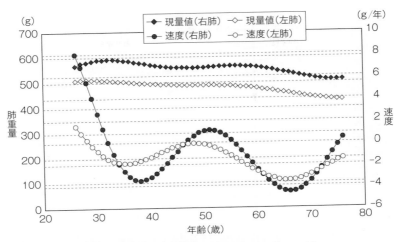

図5-11　男性の肺重量の加齢変化（藤井，田中）

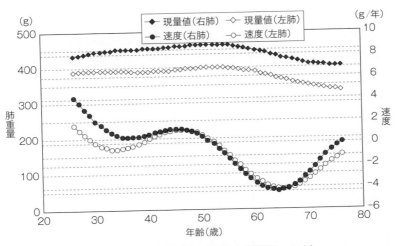

図5-12　女性の肺重量の加齢変化（藤井，田中）

　ところで，日本では1964年以降，継続して国民の体力測定が実施されており，現在は「新体力テスト」として1999年に改定されたテストが実施されている．新体力テストでは，年齢段階の変化を捉えるために，握力，長座体前屈，上体起こしは6〜79歳までのすべての年齢において実施する種目として決定されている．

　図5-13は，新体力テストにおいて全年齢で実施されている3項目について，

195

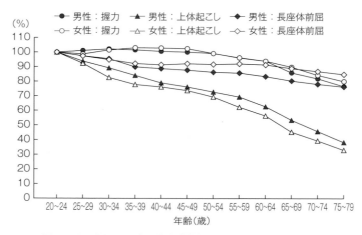

図5-13　20〜24歳の体力を基準とした各要素の加齢変化
（e-stat政府統計の総合窓口（2019）平成30年度体力・運動能力調査より作図）

20〜24歳の記録を100％としたときの75〜79歳までの加齢変化を示したものである．握力は前腕筋群の静的筋力を測定したものであるが，全身の筋力を反映するテスト項目として採用されている．男性では30歳代，女性では35〜45歳頃まで増加するが，その後減少傾向がみられ，75〜79歳では20歳代のおよそ80％まで低下する．上体起こしは腹部や腰部の筋力や筋持久力を測定するものである．これは加齢とともに明らかな低下傾向が確認され，75〜79歳では20歳代のおよそ30〜40％まで低下し，低下の程度が他の2項目よりも大きい．長座体前屈は腰背部およびハムストリングの柔軟性を反映するもので，男女とも20〜24歳をピークに30歳代までに90％まで低下し，その後女性では低下はわずかであるが男性ではさらに80％まで低下することが確認できる．

　図5-14は新体力テストにおける20〜64歳までの体力テスト項目のうち，全年齢で実施される3項目を除いた項目について，20〜24歳の記録を100％としたときの加齢変化を示したものである．

　反復横とびと立ち幅とびはそれぞれ敏捷性と筋パワーを測定するものであるが，加齢による低下の仕方は非常に類似しており，両者とも20〜24歳のときの能力と比較して60〜64歳ではおよそ80％まで低下している．一方，全身持久力の指標となる20mシャトルランは60〜64歳では20〜24歳のときの40％の水準

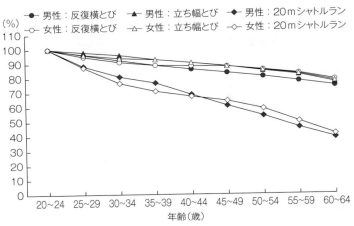

図5-14　20〜24歳の体力を基準とした各要素の加齢変化
（e-stat政府統計の総合窓口（2019）平成30年度体力・運動能力調査より作図）

まで能力が低下する.

　ここまで確認したように，人の体力は多くの場合20歳以降低下の傾向を示す.
ただし，握力のように体力要素によっては30歳代くらいまでは向上し，その後
低下を示すものもある．握力は全身の筋力，長座体前屈は柔軟性，上体起こしは
筋持久力をそれぞれ反映する種目である．これらの筋力，柔軟性，筋持久力に心
肺持久能力，身体組成を加えた5項目を健康関連体力といい，競技力やスキルに
関連する体力とは分けて，健康に関連する体力として捉えられている．つまり，
健康関連体力の5要素の維持と生活習慣病やその他の疾患，死亡率が関連してい
るのである．健康関連体力については第3節において述べる.

　ここでさらに握力，長座体前屈，上体起こしの加齢変化をウェーブレット補間
法による解析から検証する．つまり，上記で低下の傾向を捉えたが，ここでは低
下の速度に着目し，それが速くなる年代を特定することを試みた.

　握力（図5-15，図5-16）では，図5-13でも確認したように20〜40歳代
にかけて増加および定常の状態が確認されている．これを図5-15で速度変化
としてみると，男性では27.5〜28.0歳にかけて若干の増加傾向を示すことが確認
できる．その後，握力の低下速度変化は51歳および64歳に低下のピークが出現
している．これにより60歳代以降の急激な握力低下が確認できる．女性では27

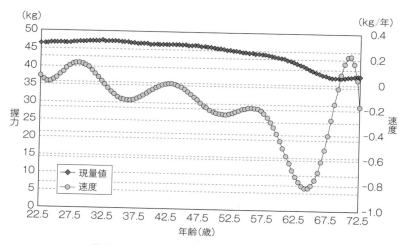

図5-15　男性の握力の加齢変化(藤井, 田中)

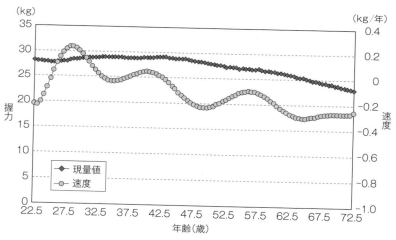

図5-16　女性の握力の加齢変化(藤井, 田中)

歳頃にいったん増加を示すが, その後は 48 歳と 64 歳で低下のピークが出現している. 女性の場合は, 男性のように急激な低下を示すわけではなく, 40 歳代後半と 60 歳代半ばに緩やかな低下速度の速まりがあることが確認できる.

　上体起こし(図5-17, 図5-18)は男女ともに 20 歳代以降の漸減の傾向があるが, 男性では 34 歳頃と 63 歳頃, 女性では 28 歳頃と 64 歳頃に低下のピーク

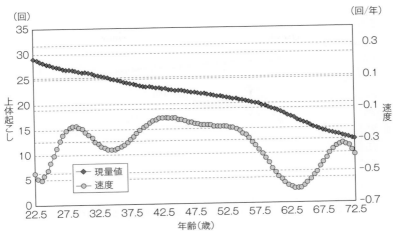

図5-17 男性の上体起こしの加齢変化(藤井, 田中)

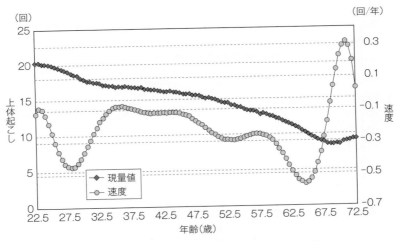

図5-18 女性の上体起こしの加齢変化(藤井, 田中)

が出現した. 男女ともに60歳代前半に低下の速度が最も速まり, 筋力および筋持久力の両機能の低下が顕著になると考えられる. これに加えて, 男性では30歳代半ば, 女性では20歳代後半において低下傾向を示すことから, 成人期の前半における低下と老年期に入る手前での低下の2相を示すことが確認された.

長座体前屈(図5-19, 図5-20)でも男女ともに20歳代以降の漸減の傾向

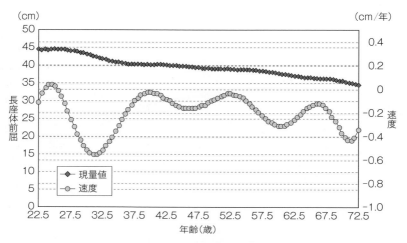

図5-19　男性の長座体前屈の加齢変化（藤井，田中）

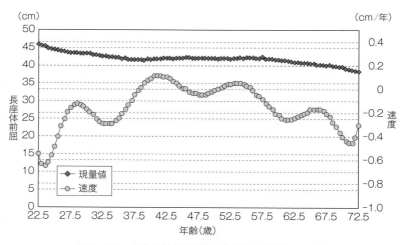

図5-20　女性の長座体前屈の加齢変化（藤井，田中）

がある．しかし，その速度変化をみると低下傾向が男女で若干異なることがわかる．男性では低下のピークが4回出現し，最も低下が加速されるのは31歳頃である．女性は23歳頃と71歳頃に低下のピークが確認できるが，その間の低下速度変化は小さい．したがって，女性は男性と比較すると緩やかな低下傾向を示すものと捉えられる．また，男性では50歳代後半から60歳代前半，60歳代後半

から70歳代前半にそれぞれ低下が速まるものと考えられるが，それよりも20歳代後半から30歳代前半にかけての低下が著しいため，この時期が柔軟性の低下防止に重要な時期と推測される.

　成人後の身体機能については，握力（筋力）のように30〜40歳代まで増加した後に低下する要素，長座体前屈（柔軟性），反復横とび（敏捷性），立ち幅とび（筋パワー）のように20歳代以降漸減していく要素，上体起こし（筋持久力）や20mシャトルラン（全身持久力）のように低下率が大きい要素など，その属性によりその機能変化傾向は異なり，性別によっても同じではないことが確認された.これはすでに松浦（2005）によって示されていることでもあるが，今回は成人期と老年期を分割せずにその変化傾向を確認し，より長期的な老化傾向を把握した.成人期以降の身体機能や身体能力については，人生でこれらが総合的に最も充実する時期（20歳代）からの減少・低下を示すことが確認されたが，これまで60歳以降の老年期とそれ以前は分けて論じられてきた.特に老年期の機能や能力の低下については，細胞の再形成機能の低下と再形成の緩慢化，循環機能の低下（動脈硬化，血管弾性性の低下，血圧の上昇，ガス交換効率の低下などに影響），神経機能の低下（神経におけるインパルス伝達速度の低下，神経の筋支配効率の低下など），感覚機能の低下（視力の低下，聴力の低下など），神経−筋の協調作業の結果としての敏捷な動作，正確な動作，スムーズな動作の能力低下など，さまざまな身体的萎縮・減少・退化・低下が何らかのストレス下に置かれたときに強調されて表現される（松浦，2005）.このような減少は成人期の前半ではあまりはっきりと自覚できないが，すでに20歳以降で進行している.老化の開始時期について明確な線引きはできないが，20歳以降に多くの機能や能力の低下が進行していくことは，私たちが健康で長寿を全うするためには重要な情報となるであろう.

4）情報化社会と老化

　前述した「老化の意味」において，明確には老化の定義を示さなかった.しかし，藤井（2006）が述べているように，人の一生を広義の意味で成長と捉えれば，「成長とは，受精卵からその生物個体の比較的安定した，生物学的な基礎体力の充実した状態，すなわち成体を経て，やがて死に至る，その形態と機能の質的および量的な時間的変異である」と定義することができる.そして，「老化は成体を経

てやがて死に至る，その形態と機能の質的および量的な時間的変異である」と狭義の意味で老化を定義することができる．つまり，成長，発育，発達，老化という言葉の意味を時系列的に考えれば，成体を境にしてそのスパンでの定義が確立できる．老化を以上のように捉えれば，情報化社会における人の時間的変異が見え隠れする様子が把握できるのではないだろうか．

　1章でも述べたように，情報（information）とはクロード・シャノンが数量的に扱えるように情報理論という新たな数学的理論を創始したことに始まる．そして，情報量の単位としてビットを初めて使用し，情報量として意味のあるデータが情報として捉えられるようになった．ここに現在のコンピュータ科学が誕生したのである．われわれがコンピュータを身近に感じるようになったのは，1995年のWindows95の発売であろう．老若男女が販売店に駆けつけて，訳もわからずWindows95のパッケージを買っていた光景が思い出される．高齢者たちはパソコン本体がないにもかかわらず，ソフトだけを買っていったのである．滑稽な光景であるが，高齢者にとってそれだけWindows95の正体がわからなかったのであろう．今は高齢者もスマホをもっているのである．コンピュータ科学の出現からそれほど時は経ていないのに，老若男女はコンピュータ社会に慣れている感がある．むしろコンピュータに支配されているかのように錯覚する．

　老化という成体を経た時間的変異にある者にとって，コンピュータの出現は脅威といって過言ではない．世界が身近となり世界中の情報が得られ，身近な情報でさえも簡単に手に入る時代がきたのである．つまり，若者は情報化社会で生きているが，老化にある者は情報化社会の便利さと不都合さを理解している．Windows95が発売されたときに40〜50歳代にあった中高年男性は，通常働き盛りといわれている年代であり，実はこのとき以降にコンピュータを使いこなせるか否かで，仕事ができる者とできない者に2分されることになった．これはある種の社会現象であり，情報化社会の到来となったのである．Windows95からWindows2000，Windows XP，Windows7，今はWindows10まで進化しており，コンピュータの進化が情報化社会の背景となる時代となった．老化を辿る中高年者にとっては脳の神経細胞をさらに活性化させなければならない時代がきたのである．

　近年の脳科学の進歩はコンピュータによる情報化社会の貢献が大きい．従来から定説であった脳の神経細胞の数は140億から200億を超える数字をはじき出し

ている．壊れた神経幹細胞は修復できないとされていたが，新たな神経幹細胞が生起することがわかった．このような現象は脳科学だけでなく，ゲノム研究を始め最先端の科学にコンピュータが貢献している．もはや，コンピュータ科学なくして現代の科学は存在し得ないであろう．このような情報化社会の到来は，若者にとっては確かに便利であるが，失うものも大きいといえる．しかし，若者はそのことに気づかないが，老化を辿っている者にはそのことがよくわかるのである．パソコンの進化とスマホの普及で，若者から手足を奪った．ゲーム脳を象徴するようにインターネット中毒が，脳科学の進歩とは逆に脳細胞の劣化をほのめかしている．医療技術の進歩がそのことを放任しているかのようである．

　現在では，健康増進も情報技術を必要とする．特に，超高齢社会に突入している現状においては，高齢者が尊厳をもって自立的，主体的に生活できるようにするためには，高齢者自身による医療・健康情報の入手が重要であるとされている．さらに，現在は日常生活をログする活動量計がちまたにあふれており，心拍数計測，心拍数によるリラックス状態の評価，摂食ログによる摂取エネルギーのコントロールなどが計測できる（佐藤，2016）．これらにより個人の行動情報がクラウド上に自動的にアップされ，さまざまなフィードバックサービスとの関連付けがなされ，個人の健康行動を促進する一助となっている．このような個人によるデバイス使用のほかに，地域の医療機関や保健機関によるデータの活用，スポーツジムや健康保険組合が管理するデータの活用の拡大も今後の可能性として考えられる．ここで重要になるのは，私たち自身がデータの信頼性を判断したりデータを読み解いたりする力を身に付けておくことである．現代社会において高齢者が自ら健康を実現しようとすることは，情報リテラシーとヘルスリテラシーの両方を十分に有する必要性を示しているといえよう．情報化が私たちの生活の利便性の向上に寄与し，産業においては効率の追求による生産性向上と低価格・高付加価値の製品製造の実現をもたらした（坂本，2018）．しかし，その一方で，際限のない効率化や娯楽の追及や生活への介入について，真の豊かさをもたらしているかについての議論が必要とも指摘されている（坂本，2018）．

　老化していく者にとって，形態や機能は確実に時間的変異を許すことになり，若者と比べれば劣るであろう．しかし，精神機能と称する知恵は若者に勝る．特に，現代の情報化社会は1990年代から始まっており，第二次世界大戦を経験してきた高齢者も生きており，彼らにすれば現在の情報化社会の弱点を十分に知っ

ている．つまり，不自由な社会状況と時間軸がつながっている者にとっては，現在の情報化社会の便利さと不便さを十分に知悉しているのである．老化とは単に老け衰えていくことだけでなく，世の中を見通せる智慧を身に着けていくのである．情報化社会の便利さを若者と共有し，同時にその不便さを若者に教えることができる．老化とは人の究極的な発達なのではないだろうか．精神機能とは智慧を核とした人格の醸成であり，人の人生の目的そのものといえる．今世紀の情報化社会によって気づかされた老化の真実である．本書の趣旨でもある健康発達に通ずる概念であり，人は死ぬまで発達するのである．

2．老化と疾病

　現在のところ日本人の死因は何らかの疾病によるところが大きい．厚生労働省から報告される人口動態統計によれば，現在の死因で最も多いのががん（悪性新生物）であり，次いで心疾患，脳血管疾患の順である．男性と女性で若干の異なりはあるが，悪性新生物は 20 歳代から増加しはじめ 50〜60 歳代を最大にその後減少する．一方，脳血管疾患や心疾患などは悪性新生物と同様に 20 歳代以降増加するが，高齢になっても減少傾向は認められない．さらに，高齢になるに伴い肺炎が死因の上位に入る．加齢とともに減少するのは疾病とは異なる死因（不慮の事故や自殺）である．つまり，老化と疾病の観点からは，年齢により疾病の罹患構造の変化と老化の影響を確認することができる．

1）中年期の疾病

　平成 29 年度受療行動調査では，外来患者における受療理由（病気や症状を初めて医師に診てもらったとき）について，中年期（40〜64 歳）において「自覚症状があった」人は 67.3 ％，「自覚症状はなかった」人が 29.0 ％と報告されている．中年期以降は自覚症状による受診の割合はそれ以前の年代より減少している．さらに「自覚症状はなかった」人のうち「健康診断（人間ドックを含む）で指摘された」人が 56.5 ％であり，健康診断における指摘をきっかけとする受診はそれまでの年代よりも増加する．ここに中年層における受診の特徴をみてとることができる．

　平成 29 年度患者調査から疾病の分類別による受療率（外来）の年代変化を確認

すると，成人以降，加齢に伴い受診が顕著に増加する疾病とそうでない疾病があることがわかる．中年期を通して外来での受療が多い疾病は，男性では消化器系の疾患，循環器系の疾患，筋骨格系および結合組織の疾患，内分泌・栄養および代謝疾患，腎尿路生殖器系の疾患の順となっている．一方，女性でも消化器系の疾患，筋骨格系および結合組織の疾患，循環器系の疾患，内分泌・栄養および代謝疾患に受療率の上昇が認められる．男女ともに受療が多い疾患である消化器系の疾患では齲蝕，歯肉炎および歯周疾患，その他歯および歯の支持組織の障害が最も多く，次いで胃炎および十二指腸炎，その他の食道，胃および十二指腸の疾患が多くなっている．循環器系の疾患では本態性高血圧，狭心症，不整脈および伝導障害，脳梗塞での受療が多い．また筋骨格系および結合組織の疾患では，椎間板障害や脊椎障害，関節症，軟部組織障害，肩の障害（損傷）が多く，女性においては関節リウマチが多くなっていることが特徴である．

次に，同様の患者調査より受療率（入院）の年代変化を確認すると，中年期では，男女ともに精神および行動の障害が最も多くなっている．この中でも統合失調症・統合失調症性障害は非常に多くなっており，次いでアルコール使用による精神および行動の障害，気分障害（躁うつ病を含む）が多い．男性では，50歳代以降で循環器系の疾患（脳梗塞，心不全，脳内出血等），新生物（腫瘍）が増加する傾向がある．女性では40歳代以降で新生物（腫瘍）（特に乳房の悪性新生物）が増加し，50歳代以降で循環器系の疾患（脳内出血，脳梗塞，くも膜下出血等）が増加する傾向にある．

2）老年期の疾病

平成29年度受療行動調査によると，外来患者における受療理由について，老年期（65歳〜）において「自覚症状があった」人は65.6％，「自覚症状はなかった」人が29.6％と報告されており，自覚症状があって医療機関を受診した人の割合はすべての年代で最も低くなっている．「自覚症状はなかった」人のうち「健康診断（人間ドックを含む）で指摘された」人が46.9％，「他の医療機関等で受診を勧められた」人が22.9％，「家族・友人・知人に受診を勧められた」人が6.1％，「病気ではないかと不安になった」人が10.9％と報告されている．また，中年期よりも，他の医療機関等で受診を進められたり病気ではないかと不安に感じたことが受療行動につながる割合が高くなる．

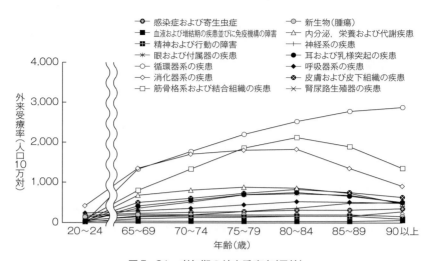

図5-21　老年期の外来受療率（男性）
（e-stat 政府統計の総合窓口（2019）平成29年度患者調査より作図）

　平成29年度患者調査の結果から疾病の分類別による受療率（外来）の年代変化
（図5-21，図5-22）をみると，男女ともに循環器系の疾患（脳梗塞，心不全，
不整脈および伝導障害，狭心症等）が急激な上昇を示す．また，総合すると受療
率は多いものの男性では80歳以降，女性では75歳以降に減少を示す疾患として
筋骨格系および結合組織の疾患（軟部組織障害，脊椎障害（脊椎症を含む），関
節症等），また同様に男性で80歳以降，女性で70歳以降に減少する疾患に消化
器系の疾患（胆石症，腸閉塞など）がある．また，65～79歳にかけて，男女とも
に内分泌，栄養および代謝疾患（糖尿病，脂質異常症等）が，また男性では84歳
にかけて腎尿路生殖器系疾患（慢性腎臓病，前立腺肥大（症）など）が，女性では
眼および付属器の疾患（白内障，網膜血管閉塞症等）が比較的多くなっている．
　平成29年度患者調査の結果から疾病の分類別による受療率（入院）の年代変化
（図5-23，図5-24）をみると，老年期後半には男女ともに循環器系の疾患（脳
梗塞，心不全，脳内出血等），次いで呼吸器系の疾患（肺炎，慢性閉塞性肺疾患，
その他の呼吸器系疾患等）での入院が急増する．さらに男女とも神経系の障害（ア
ルツハイマー病，パーキンソン病等），男性では新生物（腫瘍）が加齢とともに
増加する．一方でこの年代を通して比較的多い入院数を示すのが精神および行動

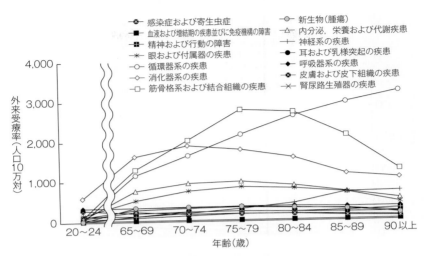

図5−22　老年期の外来受療率(女性)
(e-stat 政府統計の総合窓口(2019)平成29年度患者調査より作図)

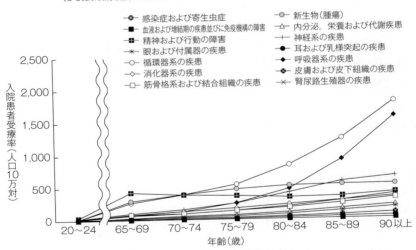

図5−23　老年期の入院患者受療率(男性)
(e-stat 政府統計の総合窓口(2019)平成29年度患者調査より作図)

の障害である．その中でも血管性および詳細不明の認知症は男女とも加齢に伴い
増加する．他方，統合失調症・統合失調症型障害は加齢とともに減少する傾向を
示し，血管性および詳細不明の認知症の増減とは逆の傾向を示している．老年期

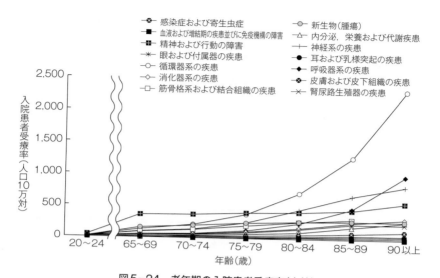

図5-24　老年期の入院患者受療率(女性)
(e-stat政府統計の総合窓口（2019）平成29年度患者調査より作図)

に多くなる疾病は呼吸器系疾患の肺炎である．肺炎とは細菌やウイルスが喉や気管を通り抜けて肺まで進入し炎症を起こすもので，もともともっている慢性疾患，たとえば慢性気管支炎，気管支喘息，肺気腫などの呼吸器疾患がある場合は感染しやすいことがわかっている．また，全身疾患である，腎不全，肝硬変，糖尿病，内臓の慢性疾患がある場合も免疫力が弱くなっているので，リスクが高くなる．

3. 老化と健康科学

　近年，体力を健康関連体力と競技関連体力とに分けて捉え，健康づくりや競技力向上に活用しようとする考え方が定着している．特に健康関連体力の概念の導入には，近年の生活習慣病罹患者増大に対し，国民の健康には競技や技術に関連した体力要素よりも健康に関連した体力要素の方が重要であるという米国疾病対策センターの提起が背景にある．そして，生活習慣病の治療，予防，QOL（quality of life）維持・向上を主眼，目的とした健康に関連する体力要素が提起された．健康に関連する体力要素は，心肺持久能力，身体組成，柔軟性，筋力，筋持久力で構成され，この5つの要素すべてが健康にかかわる体力全体に等しく寄与しな

ければならないとされている（アメリカスポーツ医学会，2010）．そして，日常生活で積極的に活動し，身体的な余裕をもって健康に生涯を送ることができる身体資源を獲得することで，QOLの維持・向上と生活習慣病の予防が実現される（木原，2001）．

私たちは加齢に伴い競技スポーツから健康志向の身体活動や運動へと移行することがほとんどで，そのような場合には健康関連体力とのかかわりが強くなる．そこで，健康関連体力各要素と疾病の関係についての報告をまとめて示す．

1）心肺機能と疾病

心肺機能は，高齢者の認知症リスクと関連するという2,031人のフィンランド人男性の追跡研究報告がある（Kurlら，2018）．この研究では，ベースライン時の最大酸素摂取量（mL/kg/min）と認知症発症リスクが逆の関係を示し，心肺持久能力が低い男性は高い男性と比較して1.92倍の認知症のリスクがあったと報告されている．別の視点では，心肺機能は睡眠時無呼吸のリスクと関連することも報告されている（Crumpら，2019）．睡眠時無呼吸症候群は，肥満を危険因子とした死亡リスクが問題視されている疾患である．この報告では，スウェーデンのコホート研究で男性における心肺機能と睡眠時無呼吸症候群の発症との関係が明らかにされ，18歳での心肺持久能力が成人期の睡眠時無呼吸症候群のリスクの大幅な増加と関連していることが報告されている．

心肺機能の重要性は，日常生活活動との関連や冠動脈疾患の危険因子の減少，さまざまな死亡率や疾病の罹患リスク減少，抑うつやリフレッシュの観点から述べられてきた（アメリカスポーツ医学会，2010）が，近年，それらに加えて認知症や睡眠時無呼吸症候群などの新たな関連が報告されている．したがって，若い段階で心肺機能を高め，成人期以降はそれを維持することの重要性が示唆される．

2）柔軟性と疾病

柔軟性については，これまで筋腱疾患の予防的治療における主要な要素（Yamamotoら，2009）として，また，日常生活における円滑な生活動作の要素として考えられてきた．しかし，近年，柔軟性と疾病との関係を明らかにする研究が進められている．

Suwaら（2018）は，脳卒中や心臓病の病歴のない35〜59歳の日本人男性1,354

人を対象に，上肢の柔軟性（肩の外旋および前腕の回旋）による腕伸展性試験および長座体前屈の評価と総頚動脈の内膜中膜肥厚およびプラーク形成の評価について関連を検討した．その結果によると，上肢および体幹の柔軟性低下が動脈硬化の早期発症の特徴と関連しており，中年男性の無症状のアテローム性動脈硬化を反映している可能性があることが指摘された．また，Gando ら（2017）は，平均年齢49.6歳の男女305人の体幹柔軟性と大動脈硬化の進行（頚動脈−大腿動脈間脈波伝播速度変化）の関連について5年間の縦断的検証を行い，柔軟性レベルと年間の頚動脈−大腿動脈間脈波伝播速度変化量との間の逆相関を明らかにしている．そして，体幹の柔軟性低下が健康な成人の加齢に伴う動脈硬化進行に関連することを示した（ただし，この研究では，大動脈の硬さの5年間の変化と体幹柔軟性の5年間の変化との間には有意な関連は報告されていない）．

　さらに，Yamamoto ら（2009）は20〜39歳（若年），40〜59歳（中年），60〜83歳（高齢）の各年齢カテゴリの計526人を対象に，体幹柔軟性と上腕−足首間脈波伝播速度との関連について検証し，中年および高齢の対象において柔軟性の低いグループが柔軟性の高いグループより上腕−足首間脈波伝播速度が有意に高いことを明らかにしている．加えて，他の健康関連能力と年齢が上腕−足首間脈波伝播速度とは独立した関係であることが確認され，このことより柔軟性が他の体力要素とは関係なく動脈硬化の予測因子である可能性が示唆された．

　このような近年の報告により柔軟性と生活習慣病，特に動脈硬化や血管の健康との関連が明らかにされ始めており，中年期以降の身体柔軟性の保持の重要性が再確認されているといえよう．

3）筋力・筋持久力と疾病

　筋骨格系体力と健康との関連については，筋力と自立的な生活の質との関連，罹患率および潜在的な早期死亡との関連，筋持久力と全体的な生活の質との関連が指摘されており，筋力や筋持久力の維持・向上は転倒やそれに伴うけがの発生率の低下に効果があることが報告されている（Warburton ら，2001）．また，筋力と高齢者の健康との関連については，握力に関する報告がいくつかある．McGrath ら（2018）は，握力は高齢化した成人の全体的な筋力の指標としてよく使用され，この低下は，慢性罹患率，機能障害，および全死因死亡率など，さまざまな健康状態の悪化に関連していることを報告している．さらに，McGrath

ら（2019）は，握力と手段的日常生活動作（instrumental activities of daily living：IADL）との関連を明らかにするために50歳の15,336人に対し8年間の追跡調査を行っている．そして地図の使用，食料品の買い物，医薬品の服用，温かい食事の準備，お金の管理，電話の使用などと握力の減少が関連していることを報告した．つまり，神経筋系の機能低下を反映した握力の低下が，老化中のIADLに関連する生活行動の低下と関連していることが示唆され，高齢者における握力測定の重要性とともに神経筋機能の将来の障害を特定するためのスクリーニングツールとしての握力の有効性が示された．

　高齢者が直面する健康問題のほとんどは，慢性状態，特に非感染性疾患と関係しており，それらの多くは行動や早期発見により効果的な対処が可能である（WHO，2015）．高齢者が健康を手にし社会に貢献し続けられるようにするための保健や介護への出資は，コストではなく投資と捉えるべきであるという考え方が，WHOにより示されている．健康経営の概念により，企業が労働者の健康づくりへ出資することが投資と捉えられていることと同様に，高齢者の健康への出資も投資と考えられるであろう．老化と身体機能の低下，疾病との関連について理解を深め，平均寿命の延伸を健康で過ごすことができる期間の延長にすることが望まれる．

▌4．生涯健康と老化

　65歳以上75歳未満の前期高齢者と75歳以上の後期高齢者を比較すると，後期高齢者は加齢によるさまざまな生理的予備能の衰えにより外的なストレスに対する脆弱性が高まり，感染症，手術，事故などを契機として元の生活機能を維持することができなくなることが多くなる（荒井，2014）．また，体重の自然減少，体力の自然低下が顕著になるため，高齢者が生涯を通して健康であるために身体機能を維持することは重要な視点となる．特にage-related physical debility（加齢による身体の虚弱）と呼ばれるような，加齢に伴うさまざまな機能変化や生理的な予備能力の低下により健康障害を引き起こしやすい状態に対しては，生理的老化とは区別して適切な介入を行うべきであることが指摘される（荒井，2014）．

表5-1　フレイルの評価規準(改訂日本版CHS基準)

項　目	評価基準
体重減少	6カ月で2kg以上の（意図しない）体重減少
筋力低下	握力：男性<28kg，女性<18kg
疲　労　感	（ここ2週間）わけもなく疲れたような感じがする
歩行速度	通常歩行速度<1.0m/秒
身体活動	①軽い運動・体操をしていますか？ ②定期的な運動・スポーツをしていますか？ 上記の2つのいずれも「週に1回もしていない」と回答

3項目以上に該当：フレイル，1～2項目に該当：プレフレイル，
該当なし：ロバスト（健常）

(Satake S, Arai H (2020) The revised Japanese version of
the Cardiovascular Health Study criteria (revised J-CHS
criteria). Geriatr Gerontol Int, 20: 992-993)

1）フレイル

　わが国の高齢社会の進展および今後増加が見込まれる後期高齢者の健康を考えるとき，「フレイル」の概念を理解することは重要である．フレイルとは健康障害につながる心身の脆弱な状態であると同時に，ストレスに対する予備力の低下に起因した状態である（鈴木，2015）．その特徴として，身体のみならず精神心理状態，社会的状態を含んだ多領域の生活機能低下が総合的に評価されることがあげられる．フレイルの評価基準において一般的に用いられているのがFriedらによるものであるが，日本人高齢者に合った指標として日本版フレイル基準（J-CHS基準）がある（表5-1，SatakeとArai，2020）．

　日本版フレイル基準は，フレイルの診断方法の中で表現型モデルと呼ばれ，加齢に伴って現れる身体機能の衰退徴候を捉える方法である．これに加え，わが国では厚生労働省の「介護予防のための生活機能評価に関するマニュアル」の「基本チェックリスト」も，移動機能，栄養状態，社会的活動，認知機能，抑うつ気分，口腔機能を含んだ総合的な評価指標としてフレイル評価の妥当性が確認されている．

2）サルコペニア

フレイルの要因を大きく，身体的要因，精神心理的要因，社会的要因の3つに分類した場合，身体的フレイルの原因としてサルコペニアの関与も注視されている．サルコペニアは 2010 年に The European Working Group on Sarcopenia in Older People（EWGSOP）によってコンセンサスが発表され「筋量と筋肉の進行性かつ全身性の減少に特徴づけられる症候群で，身体機能障害，QOL 低下，死のリスクを伴うもの」と定められている（荒井，2014）．その後，この定義は2018 年に EWGSOP2（European Working Group on Sarcopenia in Older people）により更新された．これにより，従来の歩行速度低下でサルコペニアを判定する方法が見直され，Find（発見）－Assess（評価）－Confirm（確認）－Severity（重症度分類）＝F・A・C・S を用い筋力を重視したこと，以下に示す SARC-F を導入することが提唱されている（解良ら，2019）．SARC-F［S：strength（力の強さ），A：assistance（歩行補助具の有無），R：rising from a chair（椅子からの立ち上がり），C：climbing stairs（階段を上る），F：Falls（転倒）］はサルコペニアのスクリーニングツールとして推奨される質問紙である．このような動きを背景に，アジア人のためのサルコペニア診断基準が 2019 年に改訂された（AWGS（Asia Working Group Sarcopenia）2019 診断基準）．

日本サルコペニア・フレイル学会による改訂版サルコペニアの診断基準を図5-25 に示す．この改訂診断基準は，骨格筋量の測定装置のない一般診療所や地域においてもサルコペニアの診断を可能にしたことが特徴である．確定診断には DXA や BIA による骨格筋量の測定が必要であるが，SARC-F，SARC-CalF（SARC-F に下腿周囲長を追加した指標），下腿周囲長による初期スクリーニングを可能にしたのである．この背景は，一般診療所や地域での評価において，サルコペニアの可能性がみつかった場合に早期に生活習慣への介入ができるようにすること，関連する健康教育を推奨していくことにある．また，ここでサルコペニアの可能性がみつかれば，確定診断のために病院に紹介することも可能になる．

3）ロコモティブシンドローム

高齢社会が進行するわが国において，加齢に伴う運動器の障害の観点から提唱された概念が「ロコモティブシンドローム」である．これは，日本整形外科学会が 2007 年に新たに提唱した概念で，現在は一般的に「ロコモ」と呼ばれ，私たち

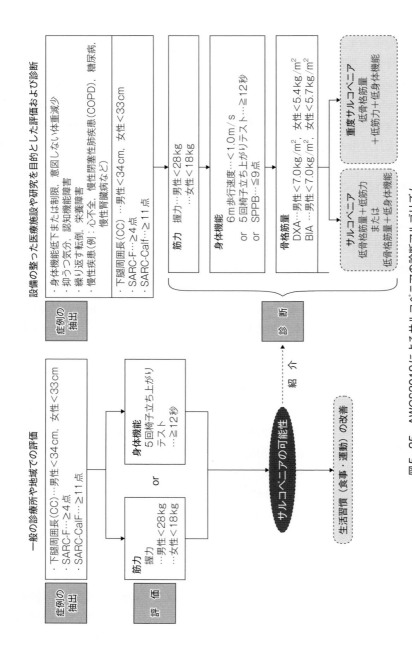

図5-25　AWGS2019によるサルコペニアの診断アルゴリズム

（サルコペニア診療ガイドライン作成委員会編（2020）サルコペニア診療ガイドライン2017年版（一部改訂）．pv．日本サルコペニア・フレイル学会/国立長寿医療研究センター）

の生活に定着している．ロコモティブシンドロームとは，運動器障害のために移動機能の低下をきたした状態である．その要因には運動器の疾患と加齢に伴う運動器の機能低下の2つがあるといわれている．運動器の疾患には，変形性膝関節症，骨粗鬆症，関節リウマチ，易骨折性，変形性脊椎症，脊椎管狭窄症などがある．加齢による運動器機能不全は，筋力，筋持久力，運動速度，巧緻性，バランス能力の低下や反応時間の延長があげられ，これらが転倒を引き起こしやすくすると指摘されている．また，ロコモは要介護の原因となることや，メタボリックシンドロームや認知症を合併する場合もあることから，高齢になっても運動器の健康を維持し続けることの重要性が確認できる．日本整形外科学会ではロコモ度をチェックするための「ロコモ度テスト」をロコモ Online（2020）のウェブページに掲載している．

4）高齢期と身体活動

　明確な自覚がなくても高齢者の運動器の機能障害は進行していることが多いことから，フレイル，サルコペニア，ロコモティブシンドローム予防として身体機能の維持は重要であろう．たとえば，脚筋力を保つことは起立や歩行だけでなく，階段昇降や移動能力を可能にすることに貢献する．しかし，福元ら（2018）は比体重（体重（kg）÷身長（m））で補正した大腿部総筋横断面積は，20歳と70歳を比較すると男性では20％，女性では10％の低下，下腿総筋横断面積は同様に男性が12％，女性が8％の低下を示し，20歳と80歳との比較ではさらに加齢による低下が進行することが報告されている．さらに大腿筋群では屈筋群よりも伸筋群の加齢変化の進行が早い（福元ら，2018）．

　このような筋力低下に対しては身体運動が有効であり，わが国では国民健康づくり運動として「健康日本21」が掲げられ，身体活動・運動分野では2006年に「健康づくりのための運動基準2006」および「健康づくりのための運動指針2006〈エクササイズガイド〉」が策定された．その後，新たな科学的知見の蓄積により改訂がなされ，現在は「健康づくりのための身体活動基準2013」および「健康づくりのための身体活動指針（アクティブガイド）」にもとづき日常的な身体活動および運動が推奨されている（運動基準・運動指針改定に関する検討会，2013）．「健康づくりのための身体活動基準2013」には，身体活動（生活活動・運動）に取り組むことの効果として，気分転換およびストレス解消（メンタルヘルス不調の一

次予防となる），腰痛や膝痛改善（ストレッチングや筋力トレーニングによる効果），風邪（上気道感染症）の罹患予防（中強度の運動実施による効果），自己効力感の向上（身体活動の実施により健康的な体型を維持できることによる）が期待でき，生活の質を高めることにつながることが明示されている．

　また，運動のみならず日常における身体活動量を増やすことがメタボリックシンドロームを含めた循環器疾患，糖尿病，がんといった生活習慣病の発症を抑え，これらを死因とする死のリスクの低減，加齢に伴う機能低下（ロコモティブシンドローム，認知症等）のリスク低減，生活機能の維持などが課可能となり，自立した生活をより長く送ることにつながると示されている．新井ら（2006）の報告では，一般的なレベルよりも体力水準の低い高齢者による 3 カ月間の筋力，バランス機能，柔軟性などのトレーニングの効果が示されており，さらに初期の身体機能が低い者ほど改善効果が高かったことが明らかにされた．

　このように，日常の生活活動における運動量を増やすことと運動（トレーニングを含む）やスポーツにより身体活動量を確保することで私たちは生涯を健康で過ごすことが可能になるであろう．したがって，一生涯楽しむことのできる運動やスポーツを若いうちにみつけておくことも重要なことである．

文　献

アメリカスポーツ医学会編，青木純一郎，内藤久士監訳（2010）ACSM 健康にかかわる体力の測定と評価－その有意義な活用をめざして－．市村出版．

新井武志，大渕修一，小島基永ほか（2006）地域在住高齢者の身体機能と高齢者筋力向上トレーニングによる身体機能改善効果との関係．日本老年医学会雑誌，43：781-788．

荒井秀典（2014）フレイルの定義．日本老年医学会雑誌，51：497-501．

Crump C, Sundquist J, Winkleby MA, et al.（2019）Cardiorespiratory fitness and long-term risk of sleep apnea: a national cohort study. J Sleep Res, 28: e12851.

e-Stat 政府統計の総合窓口（2019）平成 30 年度体力・運動能力調査．

e-stat 政府統計の総合窓口（2019）平成 29 年度患者調査．

e-stat 政府統計の総合窓口（2019）平成 29 年度受療行動調査．

藤井勝紀，川波憲一，長谷川泰洋ほか（1994）Wavelet 解析による身長発育の時系列分析．発育発達研究，22：21-28．

藤井勝紀，川浪憲一（1995）Wavelet 補間法による男子胸囲の発育曲線から導き出される速度曲線および PCV 年齢の検討．学校保健研究，37：450-459．

藤井勝紀，山本　浩（1995a）身長の成熟別発育速度曲線の解析．体力科学，44：431-

437.

藤井勝紀, 山本 浩 (1995b) Wavelet Interpolation Method による男子体重発育における PHV の検討. 発育発達研究, 23：27-34.

藤井勝紀, 松浦義行 (1996) 男子体格の平均発育曲線から導き出される速度曲線の解析. 体育学研究, 41：247-260.

Fujii K, Kawanami K (1998) An analysis in regard to relationship between age at MPV of height and weight, and its sex difference. Japanese Journal of School Health, 40: 317-331.

Fujii K, Matsuura Y (1999) Analysis of the velocity curve for height by the Wavelet Interpolation Method in children classified by maturity rate. Am J Hum Biol, 11: 13-30.

藤井勝紀 (2006) 発育・発達への科学的アプローチ-発育・発達と健康の身体情報科学-, 三恵社.

福元清剛, 石内愛美, 中島弘貴ほか (2018) 日本人男女の下肢筋横断面積の加齢変化. 日本生理人類学会誌, 23：87-95.

Gando Y, Murakami H, Yamamoto K, et al. (2017) Greater progression of age-related aortic stiffening in adults with poor trunk flexibility: a 5-year longitudinal study. Front Physiol, 8: 454.

石神昭人 (2018) 老化指標の探索. 化学と生物, 56：324-330.

解良武士, 河合 恒, 大渕修一 (2019) SARC-F-サルコペニアのスクリーニングツール-. 日本老年医学会雑誌, 56：227-233.

木原勇夫, 橋本龍樹 (2001) 健康関連体力評価の最近の動向. 島根医科大学紀要, 24：53-58.

厚生労働省政策統括官 (統計・情報政策担当) (2018) 平成 30 年我が国の人口動態-平成 28 年までの動向-.

Kurl S, Laukkanen JA, Lonnroos E, et al. (2018) Cardiorespiratory fitness and risk of dementia: a prospective population-based cohort study. Age Ageing, 47: 611-614.

日本整形外科学会ロコモティブシンドローム予防啓発公式サイト (2020) ロコモ ONLINE. (https://locomo-joa.jp/, 参照日：2020 年 11 月 19 日)

松浦義行 (2005) 身体的発育発達論序説. 不昧堂書店.

McGrath RP, Kraemer WJ, Snih Al S, et al. (2018) Handgrip strength and health in aging adults. Sports Med, 48: 1993-2000.

McGrath R, Erlandson KM, Vincent BM, et al. (2019) Decreased handgrip strength is associated with impairments in each autonomous living task for aging adults in the United States. J Frailty Aging, 8:141-145.

緒方知三郎, 尼子富士郎, 冲中重雄監修 (1956) 老年病学 第 3 巻. 金原出版.

太田邦夫 (1980) 基礎老化研究の中心的課題. 日本老年医学会雑誌, 17：363-368.

坂本英樹 (2018) 情報社会の探求. 北海道情報大学紀要, 30：1-13.

サルコペニア診療ガイドライン作成委員会編 (2020) サルコペニア診療 ガイドライ

ン 2017 年版（一部改訂）．日本サルコペニア・フレイル学会/国立長寿医療研究センター．

Satake S, Arai H（2020）The revised Japanese version of the Cardiovascular Health Study criteria（revised J-CHS criteria）. Geriatr Gerontol Int, 20: 992-993.

佐藤　洋（2016）医療・健康についての情報化の現状の取組みと今後．人工知能，31：373-376.

積田　亨（1991）老化の基盤にあるもの．日本老年医学会雑誌，28：10-12.

Suwa M, Imoto T, Kida A, et al.（2018）Association of body flexibility and carotid atherosclerosis in Japanese middle-aged men: a cross-sectional study. BMJ Open, 8: e019370.

鈴木隆雄（2015）フレイルの臨床的・社会的意義を考える．日本老年医学会雑誌，52：329-335.

運動基準・運動指針改定に関する検討会（2013）健康づくりのための身体活動指針 2013．厚生労働省．

Warburton DE, Glendhill N, Quinney A（2001）The effects of changes in musculoskeletal fitness on health. Can J Appl Physiol, 26: 161-216.

WHO（2015）高齢化と健康に関するワールド・レポート（要旨）．

Yamamoto K, Kawano H, Gando Y, et al.（2009）Poor trunk flexibility is associated with arterial stiffening. Am J Physiol Heart Circ Physiol, 297: H1314-H1318.

吉川和利（1987）身体的老化の研究方法覚え書き．発育発達専門分科会通信，15：118-120.

［数字］

1回換気量　120
1回拍出量　121
20 m シャトルラン　196, 201
2次回帰評価チャート　57

和文索引

［あ行］

アウストラロピテクス　86
悪性新生物　204
アクチン　97
握力　121, 195, 196, 197, 201, 210, 211
アディポサイトカイン　153
アディポネクチン　153
当てはめ　75
アルツハイマー病　189, 206
アロメトリー　59, 127, 128, 147
アンジオテンシノーゲン　153
アンバランス　143
暗黙知　6

異常性　73
位相差効果　80, 111, 112
一卵性双生児　6, 29
一般型　26, 33
一般法則　3
遺伝子　5
遺伝的要因　188
陰茎　26
インスリン抵抗性　158
インピーダンス　178

ヴェアフルスト　60
ウェーブレット基底　73
ウェーブレット級数　74
ウェーブレット変換　72
ウェーブレット補間法　13, 27, 77, 80,
　　82, 84, 103, 132, 134, 180, 188, 197

右心室　121
腕立て伏せ　8
運動器障害　215
運動強度　169
運動時間　170
運動習慣　161, 164, 171
運動処方　165, 168
運動能力発達　36
運動の種類　168
運動頻度　170
運動不足　161, 168

栄養細胞　107
エストラジオール　126
エストロゲン　13, 127
塩基配列　5
エントロピー　3

黄体化ホルモン　13
オキシトシン　106
オナガザル上科　86
オランウータン亜科　86
音響的骨評価値　51

［か行］

カール・ポパー　5
回帰多項式　57
回帰評価　57
概念化　45
概念構成のないモデル　76
概念構成モデル　76
海馬　17
外部環境　17
カウプ指数　11
科学万能　3, 4
学際的領域　23
角膜　109
確率事象　3

索　引

確立分布　58
隠れ肥満　152, 155
下限設定値　60
下垂体　13, 103, 105
　　──前葉　106
加速度　146
学校保健統計調査　47, 48, 109
活力年齢　177
可動水平桿　48
ガボール変換　72
硝子体　109
加　齢　165, 172, 177, 187, 188, 189, 192,
　　194, 196, 209, 213, 215
　　──変化現量値　27
がん　204, 216
感覚野　108
眼窩点　48
眼球重量　108
環境的要素　17
韓国国民体力調査　7
慣習　22
関数モデル　68
完成度　12
完全正規直交基底　73
肝臓重量　191, 192
冠動脈疾患　165

幾何級数的　21
危険回避説　89
基準概念　46
季節変動　58
基礎代謝量　54
期待値　3
基底状態　46
奇蹄類　83
帰納　3
機能的増加　25
気分障害　205

逆順序　114
逆転現象　113
客観化　46
胸腺　33, 103
胸椎　115
局所事象　73
局所的極大速度　65
局所的事象　29, 64
局所的ピーク　29, 77
拒食症　95, 127
筋原線維　97
筋持久力　196, 197, 199, 201, 208, 210, 215
筋収縮　98
　　──時間　129
　　──速度　130
筋重量　98
筋線維　124
　　──組成　124
筋代謝　98
筋断面積　124
筋パワー　201
筋力　123, 148, 149, 164, 196, 197, 199, 201,
　　208, 210, 215

偶蹄類　83
区分多項式　67
グリア細胞　107
クレアチニン　98
クロード・シャノン　2

頚骨　115
継続的研究　58
形態・内臓型タイプ　42, 43
形態的増加　25
頚椎　115
計量化　45
計量的　28
計量法　45

ゲーテ　1
ゲシュタルト　1
血中乳酸　131
血糖値　158, 159
ゲノム解析　5
健康観　16
健康関連 QOL　164
健康関連体力　197, 208, 209
健康経営　211
健康指標　56, 170, 177
健康障害　155, 212
健康発達　16, 170, 180
減少曲線　10
原人　86

広域超音波減衰係数　51
睾丸　33
抗がん剤　54
交感神経　169
高強度運動　167
高血圧　150, 155, 156, 157, 165
虹彩　109
甲状腺　103, 105
　　——刺激ホルモン　105
　　——ホルモン　105
高速フーリエ変換　73
行動体力　162
高度経済成長　159
抗利尿ホルモン　106
高齢期　163
呼吸数　120
骨格筋　97, 145
骨粗鬆症　51, 215
骨端線　13
骨密度　6, 52, 96, 151, 189
子ども期　87
ゴナドトロピン　13, 106
　　——放出ホルモン　106

コホート　109, 111
　　——データ　109, 112
暦年齢　12, 146, 165
コルチコトロピン　105

[さ行]

最終身長　13
最大加齢変化速度　29
最大酸素摂取量　130, 164, 165, 169, 170,
　　176, 209
サイドステップ　40, 127
サイロイドホルモン　105
サイロトロピン　105
作図法　59, 67
左心室　121
サルコペニア　213, 214, 215
三角関数　72
残差平方和　63
三次多項式　67

死因　204
時間軸　12
時間－周波数解析　71
時間的依存性　187
時間的変異　1, 3, 25, 202, 203
耳顔平面　48
子宮　26
糸球体濾過率　54
持久力　130
時系列情報　2, 46
時系列データ　3
時系列的　1
子午線　46
自己相似性　72
自己相似的　71
自在定規　67
脂質異常症　150, 155, 157, 206
耳珠点　48

思春期急増期　102
思春期急増現象　42, 77, 79
思春期最大発育速度　13, 61
思春期早発症　13
思春期徴候　13
思春期ピーク　100
　　——年齢　13, 61, 88, 112
視床下部　13, 106, 126
指数関数　147
指数的増加　21, 60
姿勢　144
自然環境　17
シナプス　120
　　——結合　108
　　——密度　120
脂肪組織　152
死亡率　160, 171
指紋認証　6
社会学系　3
社会的環境　17
社会的機能　7
社会的特徴　89
周期性　72
重心動揺　174, 175
縦断的データ　47
縦断的発育資料　14
柔軟性　164, 175, 196, 197, 201, 208, 209,
　　210, 216
終末身長　60
受信波形　52
主成分モデル　177
受精卵　24
手段的日常生活動作　211
出現順序　114
寿命　7, 161, 167, 187
受療率　204, 205, 206
順序性　113
瞬発力　164, 171, 172

上位中枢系ニューロン　97
生涯健康　211
生涯発達　7
上気道感染症　166
上体起こし　8, 195, 196, 197, 198, 201
小脳　108, 175
情報解析手法　56
情報科学　2
情報化社会　201, 202, 203, 204
情報リテラシー　203
情報量　2
初経遅延　106, 127
初経年齢　12, 127
初経発来　106
除脂肪量　127
諸属性　25
真猿サル　86
真空中　46
神経型　26, 33
神経細胞　17, 107, 108, 119, 189, 202
人口増加理論　21, 69
人口予見　22, 69
心疾患　150, 204
腎臓　102
心臓重量　190
心臓壁　97
身体活動　154, 159
身体機能　194, 201, 211, 215
人体形成　2
身体情報　1
身体諸属性　26
身体組成　6, 10, 208
身体的成熟情報　13
身体的能力　7
身体的要素　7, 162
身体発育パターン　32
新体力テスト　47, 163, 195, 196
伸張‐短縮サイクル　128

身長発育　62
振動子　52
心肺機能　209
心肺持久能力　208, 209
心拍出量　121
心拍数　121
人文系　3
森羅万象　46
心理作用　17

随意的　97
髄鞘化　119
随鞘形成　107
水晶体　109
膵臓　102
垂直とび　133, 146, 149, 172
推定骨量　95
数学的記述　22
スケールアウト　65
スティフネス係数　51
ステッピングテスト　164
ストライド　146, 149
スポーツ障害　143
スポーツ振興法　47

生活環境要因　188
生活習慣病　151, 165, 208, 216
生活の質　174
正規分布　58
成熟　25
　　——指標　13
　　——度　12, 112
　　——度評価　15
正順序　114
生殖型　26, 33
　　——タイプ　42, 43
精神的要素　17, 162
整数値　22

性性徴　13
性腺刺激ホルモン　13, 106, 124, 126
　　——放出ホルモン　126
生存曲線　64
生態学的特徴　89
生体情報　6
生体認証　6
成長学　23
成長ホルモン　106, 125
生物学的年齢　146, 177
生物学的パラメータ　14, 29, 112
性ホルモン　13, 126
生命の進化　2
積分核　72
積分変換　73
切断べき関数　67
背中ぐにゃ　143
染色体　5
全身持久力　176, 201
全身反応時間　130
前頭連合野　108
線容阻害因子　156

相違性　26, 36, 41
相互共分散　28
相互相関関数　28, 41, 118
相似性　72
増殖過程　69
増殖モデル　22
痩身　150
双生児　28
走速度　146, 149
増大過程　23
相対的発育　147
相対的発達　147
走能力　132
速筋線維　123, 124, 128

［た行］

ダイエット　151, 155
体格指数　116, 152
対極的立場　5
体系化　5
体高　84
体脂肪率　6, 10, 11, 12, 56, 115, 129, 152
体脂肪量　6, 10, 11, 12, 116
体性感覚　174
大腿骨　115
大脳基底核　175
大脳生理学　17
大脳皮質　17, 108
大脳辺縁系　17
体表面積　54
体力・運動能力　48, 163, 171
多項式　64
多重解像　74
立ち幅とび　40, 133, 146, 149, 196, 201
妥当性　164
多変量解析　59

地球的規模　4
遅筋線維　123, 124, 128
知的探求　4
知的能力　7
恥毛発現　12
中型農馬　81
中高齢期　164
抽象的枠組　73
長育　32
超音波測定器　51
超音波透過速度　51
超音波パルス　52
長座体前屈　175, 176, 195, 196, 197, 199,
　201, 210
腸内細菌叢　187
超微細準位　46

跳躍距離　149
跳躍動作　135, 146
直立二足歩行　89
チンパンジー亜族　86

椎骨　115

低出生体重児　151
低比重リポ蛋白コレステロール　158
ディメンション論　145, 147, 148, 149
適応機制　17
適応力　16
適度な運動　165
テストステロン　124, 125, 126, 127, 128,
　135
電解質　50
電気抵抗　50
転倒　172, 173, 175
伝搬速度　6

頭蓋骨　95
透過指標　52
統合失調症　205, 207
動作開始時間　129
同時出現　114
糖尿病　155, 158, 206, 216
投能力　137, 163
動脈硬化　154, 155
　——症　156
トルク　145

［な行］

内臓脂肪　153, 155
　——型肥満　11, 155
　——蓄積　158
　——蓄積型肥満　153
　——量　54
内分泌組織　102

軟骨内骨化　95

二次性徴　132, 135
二重エネルギーX線吸収測定法　50
二足歩行　2
乳酸性作業閾値　132
ニュートン　4, 46
乳房　26
乳幼児身体発育調査　48, 50
二卵性双生児　29
認知機能　189

年間発育量　14

脳萎縮　189
脳科学　202
脳下垂体　105
脳幹　108
脳血管疾患　204
脳細胞　107, 203
脳重量　33, 40, 107, 189
脳卒中　155

[は行]
パーキンソン病　206
バイオメカニクス　135
肺重量　192
バイト　2
バソプレシン　106
発育機序　12
発育急増現象　58
発育現量値　14
発育システム　43
発育スパート　59
発育速度　58, 110
　　——曲線　15
発達パターン　41
波動現象　67, 71

バランス　143, 174
　　——能力　174, 175
犯罪捜査　6
鞁乗　83
反証可能性　5
反応時間　129
反復横とび　127, 128, 175, 196, 201

肥痩度　11, 12
左踵骨　51
ピッチ　146, 149
ビット　2
ヒト亜科　86
ヒト亜族　86
ヒト上科　86
皮膚温　54
微分曲線　110
微分法　46
微分方程式　21
肥満　56, 95, 115, 116, 150, 151, 154, 155, 158
　　——症　153, 155
　　——度判定　10
　　——判定　10, 118
標準化　43
標準身長体重曲線　57
疲労骨折　127
敏捷性　127, 164, 201

フーリエ解析　71
フーリエスペクトル　73
不確定性原理　72
副腎　103, 105
　　——皮質刺激ホルモン　105
不随意的　97
ブドウ糖負荷試験　158
普遍妥当的　3
普遍的法則性　3

フラクタル性　72
フランシス・ベーコン　5
フリーハンド　41, 45
フレイル　212, 213, 215
不連続性　73
プロラクチン　106
分析研究　4
分泌型免疫グロブリン A　167

平滑筋　97
平均寿命　7, 64
ヘルスリテラシー　203
変曲点　60
扁桃核　17

防衛体力　162
補間アルゴリズム　74
補間系　64
歩行動作　145
ホメオスタシス　177
ホモサピエンス　86
ホルスタイン牛　81
ホルモン　129

［ま行］
膜内骨化　95
マルコフチェーン法　59

ミオシン　97

無酸素性運動　168
無髄神経　119

メタボリックシンドローム　152, 153,
　154, 155, 165, 216
メラニン細胞刺激ホルモン　106
メラノトロピン　106
免疫機能　104, 166, 167

免疫担当細胞　104

網膜　109
毛様体　109
モルフォロギー　1
紋様　6

［や行］
有酸素性運動　168, 169
有酸素性能力　164
有髄神経　119

腰椎　115
予見方程式　22

［ら行］
卵巣　26
卵胞刺激ホルモン　13

リアクタンス　178
離散化　71, 73
立位姿勢　144, 172, 174
立位ステッピングテスト　173, 174
離乳　87
臨床応用　47
リンパ型　26, 33

類似性　26, 36, 41
類似度　28

霊長目　85
霊長類　81
レジスタンス　178
レプチン　153

老化　7, 23, 177, 187, 188, 193, 194, 202,
　203, 204, 208, 211
ロコモティブシンドローム　213, 215

欧文索引

ACTH　105

age-related physical debility　211

aging　23

Auxology　23, 24

BIA（bioelectrical impedance analysis）
法　6, 12, 50, 56, 95, 98, 115, 178

BMI（body mass index）　10, 12, 95, 116,
118, 152, 154, 156, 150

BUA　51

Chebyshev 補間　68

childhood 成分　125

cubic polynomial　67

development　22, 24

DNA 鑑定　6

DNA 分子　5

DuBois 式　54

DXA 法　6, 50, 56

FFT　73

fitting　21, 59, 63, 70, 75
——関数　76

Fujimmon と Scammon 比較発育曲線
44

Fujimmon の発育曲線　41, 42, 99, 101,
109

GH　106

Gompertz 関数　59, 62, 76

graphic method　59

growth　22, 24

Gueneau de Montbeillard　58

Harpenden Growth Study　59

Harvard Growth Study　59

homeostasis　17

IADL（instrumental activities of daily
living）　211

ICP（infancy childhood puberty）モデル
125

infancy 成分　125

interpolation　75

Kernel 密度関数　68

$L^2(R)$ - 関数　74

Lagrange 補間　68

logistic 関数　22, 61, 62, 76, 84
ダブル——　59
トリプル——　59, 68
複合——　59

logistic 曲線　42, 43

logistic 方程式　22, 43

LPV（local peak velocity）　29, 30, 65, 80
——年齢　29, 78

Malthus の法則　21, 69

mid-growth spurt　29, 61, 63, 78, 80

MPV（maximum peak velocity）　13, 29,
30
——年齢　13, 15, 56, 78, 80, 96, 99, 101,
111, 112, 121

MSH　106

Nonstructural model　76

OSI　52, 96

PAI-1（plasminogen activator inhibitor-1）
153, 156

PCGV　110

phase angle　178, 180

phase difference effect　80, 111, 112

philosophy　4

PHV（peak height velocity）　13, 110
——年齢　13, 61, 63, 112

puberty 成分　125

PWV　110

QOL（quality of life）　164, 208, 213

RNA　6

Runge の現象　65

Scammon の発育曲線　26, 27, 41, 70, 83,
106, 118

science　4

scientist　4

seriatim study　58

seriatim 研究　58

SIgA（secretory immunoglobulin A）
　167

SOS　51, 53, 96

spline 関数　71

spline 補間　59, 67

stiffness　51, 96

Structural model　76

TI（transmission index）　52, 53

TNF α　153

TSH　106

T リンパ球　104

whipping 現象　64

WHO　10, 16, 54, 211

2021年4月20日　第1版第1刷発行

身体情報の健康発達科学
定価(本体2,500円＋税)

検印省略

編著者　藤井　勝紀
発行者　太田　康平
発行所　株式会社　杏林書院
　　　　〒113-0034　東京都文京区湯島4-2-1
　　　　Tel　03-3811-4887(代)
　　　　Fax　03-3811-9148

© K. Fujii

http://www.kyorin-shoin.co.jp

ISBN 978-4-7644-1221-7　C3047

三報社印刷／川島製本所

Printed in Japan
乱丁・落丁の場合はお取り替えいたします.